张至顺道家养生智慧

金莲田　编著

U0350002

华龄出版社
HUALING PRESS

责任编辑：董　巍
责任印制：李未圻

图书在版编目（CIP）数据

张至顺道家养生智慧 / 金莲田编著 . -- 北京 : 华
龄出版社，2020.1

　ISBN 978-7-5169-1555-4

　Ⅰ. ①张… Ⅱ. ①金… Ⅲ. ①道家－养生(中医)
Ⅳ. ①R212

中国版本图书馆CIP数据核字(2020)第005813号

书　　名：	张至顺道家养生智慧
作　　者：	金莲田

出版发行：华龄出版社

地　　址：	北京市东城区安定门外大街甲57号	邮　编：	100011
电　　话：	010-58122255	传　真：	010-84049572

印　　刷：	运河（唐山）印务有限公司	
版　　次：	2021年1月第1版　　2024年7月第10次印刷	
开　　本：	710mm×1000mm　　1/16	印　张：15
字　　数：	171千字	
定　　价：	68.00元	

目　录

不管你谁，我说的是实话，考验人真的，你内容看不着，外形你看着了吧？如果我走着，两个人搀着我，哼哼，走不动，一身的病，身上浮肿，你不用问，没有道。那么有道的人哪能是这个样子呢？道不祛病，就是假的。我个人可以说一句话，道能祛病。不能祛病，你这个道不真，不能延年嘛。

古代的字，出现每一个字，繁体字，都代表了很多的道在里头。没有道在里头，绝对不能成字。

——张至顺道长

第一章　张至顺道家养生体系

本章向各位介绍一位中华养生事业的传承人：104 岁的张至顺道长，介绍他的道家养生体系。

1.1 张至顺道长生平

2015 年 7 月 28 日（农历乙未年六月十三日）午时，中国道教百岁丹道大师张至顺道长（道号米晶子，全真龙门派第 21 代）在张家界黄中宫辞世，享年 104 岁。张至顺道长的很多心愿已了，比如 2012 年、2013 年张道长先后出版了《炁體源流》《八部金刚功》《米晶子济世良方》三本书，完成了他近八十年的心愿；比如就在他辞世前的一个月左右，6 月 19 日，黄中宫获得了湖南省张家界市慈利县民政和民族宗教局颁发的"宗教活动场所许可证"，这是老道长创建的第三个弘道场所；再比如从 2014 年 10 月到辞世前，张道长不辞辛苦密集举办了多期体道班，广传大道；而今心愿已了，于是便在他寄予厚望的黄中宫离世而去。

张至顺道长进入大众视野是 1990 年后，他以近 80 岁高龄出山弘道，尤其是在互联网普及时代，人人都可以查阅他的资料信息。网络上有他亲自演习的金刚长寿功视频、他在终南山八卦顶讲课录像、他在丹道实修班和体道班讲课录像，等等。人们惊叹张道长改变了世人对老人的定义、老人的看法：

他百岁高龄还亲自示范八部金刚功、长寿功，拍摄教学指导视频，功力深厚，招招认真，这在中国、世界范围内独一无二；

他身体轻盈、皮肤细腻、牙齿完整、声音浑厚清晰，尤其两眼黑浓清澈、炯炯有神；

他思维敏捷、记忆力好，谈吐有力，精通道教原典及全真道经，讨论时道家经典随手而来，大段大段背诵脱口而出，令专业道学研究者敬佩不已；

他精力充沛，就是站着讲课一两个小时也没有倦意；

他走步快捷，走山路很多年轻弟子都跟不上他；

他在山里种树挖坑，有力地舞动锄头锄地，很多年轻人都比不上他；

他舞动饭铲搅动大饭锅里面七八个人的粥，一如几十年前做饭一样娴熟、自然；

他很少得病，虽然生活条件不是非常好，弘道期间常常外出，坐车，坐飞机旅途奔波，却练功如一、保持精神抖擞；

他常说打坐是你的神在打坐，而他打坐起来全身如定住一样，纹丝不动；

他嘴边常常提到的一句话，"我们都是中国人，道教是我们民族的优秀文化，那里边的好东西，我不能一个人自私地受用，得把它弘扬出去，让每一个中国人都知道，都了解，都受益！"

人们评价说："张至顺道长修行 80 多年，他的内心纯净得像一个孩子，真正的道是朴素无华，像水、像空气一样不留痕迹，张爷的修行就见证了老修行人身上的光芒，值得当下修行人效仿，生动地显现了道教的'斗柄在握，我命在我不由天'的伟大思想和'长生久视之道'的修真妙缔。"

中国历史上一般高道都远离尘世、独自修行，我们幸运在当代遇到了张至顺道长这位高道。从他平凡而又不平凡的一生中，我们能够学习到优秀而博大的中华养生智慧传统，并传承下去、发扬光大。

张至顺道长是全真龙门派传承人，其传承图见下：

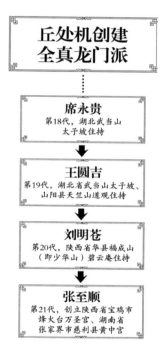

回顾张至顺道长一生可分为三个阶段：第一阶段（1-16岁）是少年时期，他家道贫穷却培养立志为民的志向，第二阶段（17-77岁）入道门潜心修道，成为道医、丹道高人，第三阶段（78-104岁）是张道长出山弘道，鞠躬尽瘁推广道家、传承丹道及为全民健康养生做贡献。参见张至顺道长年代简表。

张至顺道长年代简表

阶段	年代	年龄	主要事迹
第一阶段	1912年11月24日	1	出生在河南省周口市沈丘县,当时家庭还比较富裕。
	1919年	7	1.家庭由富裕变贫穷,只能去要饭。 2.听戏《韩湘子》,有出家的念头,独自往终南山跑几回,都被人送回来。
	1919～1928年	少年	1.一次母亲重病,三兄妹跪在村里向一位会扎针妇人哀求,遂立下学医给穷人看病的志向。13岁有缘接触中医。 2.两年时间帮小学校做饭,在教室旁听。
第二阶段	1929～1930年	17	1.先是当兵,后于陕西省华县碧云庵拜师刘明苍道长出家。 2.练八部金刚功六个月治好身上病。 3.打坐自然入门并达到第三层境界。
	1930～1948年	青年	1.烧火做饭十几年,一次麦收,因为给很多人做饭过度劳累而昏倒。 2.离开师父到西安八仙宫云游。
	1949年	37	出山参访,任西安八仙宫知客。道友皆知其修为高深。
	1950年	中年	1.用中医、按摩等给人免费治病。 2.经历"破四旧"时代。
	1957年4月	45	与八仙宫主持乔清心道长进京参加全国第一届道教协会。
	1960～1970年	48～58	1.进终南山给大队药厂种药、看药、看仓库,寻找八卦顶清修地方,修行功力日见精深。 2."文革"下山。被批斗。自己用功力治自己病。 3.帮绝症人治病,却被绝症人污蔑和批斗,遂发誓不行医看病。
	1980年	68	参加全国第三届道教协会,因收回道家祖庭楼观台有功,被楼观台全体道众推荐为监院。

张至顺道长年代简表（续表一）

阶段	年代	年龄	主要事迹
第二阶段	1986 年	74	入终南山清修，照顾年迈母亲，修行功力日增。
	1987～1989 年	75～77	1.修缮宝鸡市烽火台万圣宫，1989 年完工。 2.任青岛崂山太清宫、南岳衡山玄都观知客。
第三阶段	1989 年	77	应邀到海军某部讲道家与气功课。以后多年随一些气功班组织者举办气功学习班，推广"炁體养生法"。
	1990 年	78	1.修建张家界明元宫，任湖南省慈利县五雷山道教协会会长。 2.开办张家界道家学堂。
	1992 年	80	应邀到中山大学作"道教养生学"演讲，演练八部金刚功。
	1995 年	83	张家界明元宫举办金刚长寿功学习班。
	1996 年	84	1.应邀到广东(增城、湛江、肇庆)、上海传授金刚长寿功和丹道内功。 2.陕西省宝鸡县公安局颁发临时身份证。
	1998 年	86	1.应邀去泰国弘道，并传授金刚功和长寿功。 2.带弟子加固八卦顶的房子。 3.《金刚长寿功》一书（内部资料）在湖南省人民警察学校编印。
	2001 年	90	陕西省宝鸡县钓渭乡颁发寿星优待证。
	2007 年 11 月	96	参加江西省龙虎山第二届海峡两岸道教文化论坛，作丹道专题演讲。
	2008 年	97	在陕西省终南山八卦顶及海南省玉蟾宫等处清修，任海南省道教协会名誉会长、西安八仙宫名誉方丈、海南省玉蟾宫住持。
	2009 年	98	在海南传统养生学院传授丹道养生初级、中级课程，制作《金刚长寿功》光盘。
	2010 年 11 月	99	应邀参加首届广东道教文化节，作丹道修炼专题演讲。

张至顺道长年代简表（续表二）

阶段	年代	年龄	主要事迹
第三阶段	2011 年初	100	1.在海南玉蟾宫为弟子讲授《太乙金华宗旨》。 2.举办首届医道会。 3.带弟子入终南山八卦顶修行，讲《清静经》，指导弟子校对《炁體源流》。 4.在八卦顶传授张至顺道长按摩法，嘱咐拍成录像传给广大群众。 5.在北京白云观中国道教学院讲丹道修炼。
	2012 年	101	1.开始建湖南省张家界黄中宫。 2.《炁體源流》一书由深圳报业集团出版社出版。
	2013 年	102	1.在西安八仙宫举办丹道实修班。 2.《八部金刚功》《米晶子济世良方》两书由深圳报业集团出版社出版。 3.在广州纯阳观作《炁體源流》演讲。
	2014 年	103	1.福建宁德枯荣县清阳观讲道家养生课。 2.在江苏茅山乾元观举办体道班。 3.在湖南黄中宫连续举办多期体道班。 4.应邀参加河南省商丘市道教文化交流。
	2015 年 6 月 19 日	104	黄中宫获慈利县宗教局颁发"宗教活动场所许可证"。
	2015 年 7 月 4～5 日	104	应邀参加杭州西湖以"有无相生"为主题的"道医生命科学峰会"。
	2015 年 7 月 28 日午时	104	在湖南省张家界黄中宫功德圆满、羽化登真。

1.1.1 第一阶段（1–16 岁）家道贫穷，立志为民

这一阶段是张至顺道长的童年（1–16 岁），他年少的时候家里由富裕转而贫穷，尝尽了人间悲欢。在这一时期有几个影响他的重要的事件：

第一，张道长是河南沈丘人，家乡有条叫颖水的河，河的东边是沈丘，西边是袁世凯的老家项城。他父亲好像留过洋，小时候家有两

匹骡子、一匹红马、一头牛和一头驴，后来家里突然间就穷得什么都没有了，只能出来要饭。六七岁开始就跟着父母四处要饭。讨来的饭不好吃，不讨又没饭吃。

第二，曾经想学韩湘子七岁出家。那时候，村子里请人唱大戏，有出《湘子传》讲的是韩湘子出家成道，看了后，张道长就想，韩湘子可以七岁出家，我为什么不能？于是便有了出家的念头。由于常常听人家讲"终南山"出神仙，是修道的好地方，就想"终南山"中有个"南"字，应该在南方，偷偷摸摸向南边跑过几次，结果都被别人送了回来，也没有出成家。

第三，张道长父亲死得早，一次他母亲病重，病了四十多天，请村里医生因为没有钱人家不来看病，他们兄妹三个早上没吃饭就跪到村里医生面前，一直跪到下午三四点。后来村医的孩子也劝村医去看病，于是这个村医就在张道长母亲尺泽、委中处扎两针，后来出出血，他母亲病就好了。张道长谈起这个事情说：我也感谢她我也痛恨她，我就从那里开始下决心学医啊，这个当医生就这么样子，穷人得病就这么难。富家人有钱，那么穷人没钱。所以在那个时间我一心要学医，不但要学医我要学一个好医，专为人民、为穷人除痛苦。

第四，为了生活和学文化，他到学校里面去做饭，得到到课堂上旁听学习的机会。那时候，年幼的张道长每天总是早早就忙完该做的事，等在教室里听讲，他说那两年时间是最幸福的；他还和村里富家孩子交朋友，穿他们的旧衣服、裤子、褂子等，还学习了这些孩子私塾教的传统文化知识。

1.1.2 第二阶段（17-77岁）潜心修道，丹道高人

这一阶段是张至顺道长入道门潜心修行的阶段（17-77岁），他

17 岁有缘入道门，得师父传八部金刚功，练功 3 个月身体疾病消去，打坐 6 个月便达到很高的修行阶段，后来被同道冠以"九曲回阳道人""水上漂""草上飞""八卦神仙"等外号。不过修道是艰难的，一方面他自己坚持练功，一方面也经历了中国社会变革，人情世故都影响着练功人。

第一，17 岁入道门

17 岁的时候张道长来到华山西边的少华山碧云庵，拜刘明苍为师，成为全真龙门派第二十一代传人。他负责庙里烧火做饭，一做就是十几年。那时候，每天只要从床上起来，想要再休息就不可能了。他每天都得半夜起来生火、挑水、做饭。挑水的地方要走二十分钟，先挑四担，把锅烧开，把米倒上；再去挑两担，接着再烧香、扫地、喂牛、砍柴，开始和面；这时候，天才亮、鸡才叫，然后叫大家伙起床吃饭，等吃完他洗碗。不停有人来。一来人，师父就说：至顺，给客人弄碗面去。他就得重新烧火、擀面、煮面给人家吃，有时一天要做八九顿饭。这样的艰苦生活对于这时候的张至顺来说不在话下，因为比起过去要饭的时光有一个能吃饱的地方，他每天都是快乐的、满足的，世界在这位年轻人的眼里是非常美好的，这些都自自然然成为他练功修道的助缘。

第二，打坐入第三层境界

张道长白天忙，天黑了见到师兄们都在炕上打坐，也跟着打坐。有一天，他打坐还没五分钟，就感觉呼吸越来越小，满山铺天盖地的云彩呼突突地冒起来，一下子满到空中把他包围起来，自己在哪儿坐着也不知道，只看见云雾不停地起来，云彩一合拢，身上的气脉就都停了。等到云都散开之后，心里可清凉了，才感觉这呼吸又有了。他把修道快简单归结为：那个时候年纪小，意志坚决，把什么都忘掉了。

道友都知道张至顺修得高，但当时他也说不清楚怎么修的。他说：我后来才知道修道有上、中、下三层，我从一开始就在没有任何指点下进入了最上层。成道有四关，过第一关，百病齐消；过第二关，嘴里的唾液有种说不出的甜味，还有香味，整个屋子的人都闻得到；过了第三关，身体能发光，再黑的地方，掉根针都看得见。

第三，修道的意外

在张至顺道长修道期间发生过两次意外，他总结说修道人不能太过劳累、不能心有厌烦。第一次是他很快就过了前三关，就在快过第四关时，出了一个意外。六月底的一天，庙观请了一百多人来帮忙割麦子，结果还是他一个人负责厨房，半夜起来蒸馍馍，不停地挑水、砍柴、生火、烧水、蒸馍，结果累极了，一只手还拿着柴禾呢就晕倒在灶旁边。修道人怕过劳累，醒来后，他浑身都疼，走不成路，全身的精华都出来了。后来，张道长在师父同意下去了西安的八仙宫，恢复了两年多，开始云游生涯。

第二次是在困难年月为了节省粮食张道长辟谷，一般人辟谷要吃其他的湿果子，而张道长辟谷什么都不吃，水谷（水也算一谷）都不吃了。他辟谷服气，服先天的气，不吃东西只是用先天的气咽下去，咽气跟吃饭一样。他说开头前两个礼拜是不好受，最后辟过四七二十八天，后来渐渐这个气血能返转过来了。在他辟谷87天的时候（据说辟谷能到100-120天就修道成功了）一个道友来拜访他，这位道友办的事让张道长很生气，结果心里有点隔气，这么一气闭不住了，辟谷咽不下气了，差点死去。后来其他道友喂他稀粥一点一点救活了他，他以后对辟谷练功也不支持，说那是粮食缺乏困难年月没法子才做的事。

第四，学习医道治病救人

在八仙宫云游的时候，张道长主要的精力都放在学医上。八仙宫的道家师兄弟们都会医，他们那里医书也多。十道九医，没有比道人更了解身体的经络了。想学什么，给人磕几个头，别人也就教了。修行好的道人一见面就知道对方有什么病，哪个脏器有问题，还能活多久。他一位师父能看出一个人三年以后得什么病！他还有一个六师伯，能用一种"铁扇散"把鸭子的腿接到鸡的腿上！张道长在山上看见药材都会采回来，县城的药铺里有四百多味药，只有几味没采过。而且张道长虚心好学，认不得的药，他给人磕两个头也要学认得。

那时候，听说谁有病不能好，不管一百里两百里，张道长都赶去给人治病，而且从不收钱。他牢记少年时候的诺言：你有钱，对不起，请到医院去，我只给穷人看病。

这个阶段他还跟很多个云游的道长学会了按摩，从此治病又多了一个方法。慢慢地张道长熟悉诸家针灸、按摩、本草、脉法，及内、外、妇、儿各科医理，还会制备丸散膏丹。

第五，在终南山八卦顶建修道地方

这一阶段张至顺道长主要还是修行，快解放时，八仙宫很多出家人往外跑，印度、日本，还有香港、台湾，想跑哪儿的都有，到处传说新政府的人没宗教信仰、要收拾宗教人。张道长没跑，也没有人收拾他，只是在"破四旧"时逼他还俗，他不愿意，就躲进终南山帮药厂看仓库。没事的时候，就四处找适合修道的地方。附近的山头跑遍了，才找到那个被当地村民称为"八卦顶"的地方。那地方怪石头很多，据说伏羲在那里摆过八卦阵。道长觉得很巧，他以前爱给人算命，有个绰号就叫"八卦神仙"，就在八卦顶盖座小庙自己修行，他拿了两把斧子、两把柴刀和一些粮食上去，开始建小茅屋，屋子没建好，粮食就吃光了，下雨时他就靠着石壁站着睡觉，饿了就吃松针，《神农本草经》里说松针是仙人粮，是道家服食辟谷长生成仙之仙药，百病皆愈。《本草纲目》也说松针能治百病，安五脏，生毛发，耐寒暑，耐风吹雨打，轻身益气，守中延年。后来，他在茅屋前后都种满了松树，每天都在松树下打坐静修，松树的清气对修行很有帮助。

第六，帮重症病人看好病反被诬，一气之下不行医

"文革"开始了，村里天天叫张至顺道长下山开会。他发现人们今天你斗争我，明天我斗争你，都是认识的人在一起互相斗，只要是会说话的小孩子，顺便都能开口骂他，就因为他是个道士。他私下帮助得重病的人看病，结果这些人病好了后，反过来批斗他。张道长很生气，他想：人心坏了，再怎么治都没用，于是把自己行医的草药、药书等都毁掉了。

第七，支持中国道教建设和发展

张至顺道长参加了全国第一届道教协会会议和第三届道教协会会议，在西安八仙宫、楼观台、青岛崂山太清宫、南岳衡山玄都观等道观清修及承担一些管理工作，还维修了宝鸡市烽火台万圣宫。

1.1.3 第三阶段（78-104 岁）出山弘道，鞠躬尽瘁推广祖国道家文化

张至顺道长称赞国家改革开放建设有中国特色的社会主义取得的成就，对于长期以来气功养生界鱼龙混杂、真假难辨的现状感到气愤，对于因环境污染、食物造假、社会工作压力大等因素造成的高血压、糖尿病等慢性病泛滥、人们看病负担高、很多人身体健康不好的情况忧心忡忡。

本着道教"济世度人"的宗旨，遵循祖师"代代传，不能断"的遗训，牢记师傅"你是一个修道者，不但要自己潜心修道，更要弘道广生，济人救世"的教诲，为了弘扬正道、大道，为了提高全民身体素质，他不再做一个匿迹遁世的修道者，于1990年毅然出山，将祖师的秘传和自己毕生修炼所得贡献给社会，这里面包括：把单传的金刚长寿功推广到社会上，帮助大众祛病健身；在道院开办丹道实修班或体道班，传授正宗的道家修行理论和方法，培养道家传承人才；参加各类医道会、文化论坛、养生讲座等集会，弘扬真正道家智慧。

这期间还出版了三本书：张道长对应自己八十年的修行感悟，从浩如烟海的《道藏》里删繁就简，一笔一画用毛笔摘抄了一本帮助其他修行人的《炁體源流》（上下册）、亲自演示的《八部金刚功》（带光盘）和自己收集的古今验方、民间偏方《米晶子济世良方》（专业中医师和中医爱好者参考用书）。

这20多年来，张至顺道长牺牲了自己大量的修道时间和精力，他离世前还在举办体道班，功德无量！

第一，支持中国道教建设和发展

修复湖南省张家界明元宫、创建湖南省张家界黄中宫，曾任湖南省慈利五雷山道教协会会长、海南省道教协会名誉会长、西安八仙宫名誉方丈、南岳衡山玄都观知客、海南玉蟾宫住持、茅山乾元观茅山书院顾问等。

第二，举办丹道实修班、体道班，传播正宗道家文化

张至顺道长在海南玉蟾宫、西安八仙宫、茅山乾元观、福建柘荣清阳观、湖南张家界黄中宫等地举办多期丹道实修班、体道班，不仅详细讲解《清静经》《太乙金华宗旨》等经典著作及道教内丹功法，还就修炼内丹的基本要领和方法做了现场传授，陪学员一起打坐。通过张道长的传授，很多学员对道教无比玄妙的丹道功法有了更深层的认识与体验，增强了信道、修道和弘道的信心。尤其是张道长离世前的10个多月里，在湖南省张家界黄中宫密集举办了多期体道班，为弘扬大道奉献了自己拳拳之心。

第三，参加养生会或道医会、访谈

张道长参加了海峡两岸江西龙虎山道教文化论坛、首届广东道教文化节，海南玉蟾宫及广州、西安、杭州等地医道会，接受道教之音及有关研究人员、记者等的采访，他利用一切机会宣传正道。

第四，出版三本书籍

张至顺道长讲过，道教是我们中国土生土长的教，我们又是炎黄的子孙，我们为什么不爱护自己的祖国，不爱护自己的人民。我们人民的幸福，要从我们人民的身上发展。现在之所以传这个功法，是因为社会上的病人太多了。过去有一句话，过了九月九，大夫高搡手，大夫根本没有病治了。现在为什么冬冬夏夏这么多的病，现在各处这么多的医院，医院住不下。现在人吃五谷得百病。那么就平时这五谷，人们都不知道什么是五谷。五谷就是我们这个粮。他们有的说这个麦穗谷、稻玉米这都是算一谷，叫火谷。还有一种悬谷，就是树上结的，柿子、苹果、梨、香蕉，这都是树上结的东西，这叫悬谷。那么金谷就是藤弯弯西瓜、北瓜、豆角，长的藤弯弯这叫金谷。水谷，水里长的很多东西，莲耦、莲菜等这些东西，都叫水谷，连水也叫一谷。那么我们吃五谷以前，已经打上药了。它未曾长出来就打药，现在树上长的东西都是打药防虫。我们吃这个果子它是带四季之气，苹果从冬天就发叶，从去年冬季就慢慢长芽了，长出来芽到第二年秋季丰收，那都打上很多的药，你说你不得病才怪。再比如我们种菜，打这个药长得快，打那个药长得快，这五谷之间我们吃了很多毒性，所以病越来越多。因此现在我们把这功法拿出来，能消除很多的疾病。这是传这个功法的一个重要的原因。也是我们出家人的宗旨，以慈悲为主，以方便为门。也是为什么说十道九医，十个道人九个会看病的原因。

于是张至顺道长 1998 年编印《金刚长寿功》(内部资料)，此书根据他教授八部金刚功和长寿功录音录像编辑而成，2009 年制作《金刚长寿功》光盘，2012 年 12 月出版了《炁體源流》，2013 年出版《八部金刚功》(带光盘) 和《米晶子济世良方》。

《炁體源流》是张道长根据自己修道经验和心得，从《道藏》里面辑录了有关的经典篇章，配以直观形象的绘图，张道长精准实用的注解共约 104 条，这些注解字字千金，都是张道长自己身心实证的真实体验。他希望帮助真修行者省却数十年参访功夫。

金刚长寿功是道家上乘养生功法，包括八部金刚功和长寿功，祛病养生效果非常好，其中八部金刚功与八段锦同源，一直在道观内传承，该功练外功、练形体、练五脏六腑，运动双臂把刚性内劲之气疏通全身的经脉；长寿功练内功，练心神，练人的先天之气，该功着眼于松静自然、存心凝神，采用许多柔和的曲线弧形动作，沟通天地先天之气与人体脏腑元气交融。

《米晶子济世良方》系张道长在修道和学医、行医过程中，记录摘抄所汇的古今验方、偏方集成，多有效验，他有感于时世多病，公诸于众，愿助世人疗疾养身，减少病苦，全书验方达五百多个，适用于中医临床医生及有一定中医基础的爱好者参考使用。

1.2 张至顺道家养生体系

1.2.1 概述

现代人认为得病了就去医院，养生就去按摩、艾灸或者旅游、打高尔夫球，等等。实际上养生从人类诞生的时候就开始伴随人类，人类作为种群就开始保命、延续种族。"养生"一词最早见于《庄子》其中"养生主"一篇，也称为摄生、道生、卫生、保生等。

张至顺道长说养生之道也是由道而来，繁体字的"養生"蕴含了养生之理："養"字拆开分析时，具体来说：

ㅄ：表示阴阳和太极，其在养生上的道理就是养生要顺从一阴一阳互根互生的道理，动静相结合方能做到健康长寿。

王：表示主，内含土，表示土在养生之中为主。

火：火是生命力，生命无火，万物不能动。

食：养生关键是日常的饮食养生，而不是依靠吃各种补品和药品来达到健身的目的。食字分析如下。

艮：八卦之一，意指少阳之气，万物离开了少阳之气就不能生存。

"生"字拆开分析，具体如下：

主：把那一撇去掉，是一个主人的主；

人：一撇一横合在一起，又像一个人睡着的样子。每个人在没出生之前就是一直在睡，出生下来后就不再睡了。

土：把"生"字的上面一撇一横去掉，就剩下一个是"土"字，土是真意，在母亲怀了孩子以后，那个土就是母亲的那个胞衣。

在当代人体生命研究的难度远远大于自然科学的研究，人类实现了登陆月球、飞船上天，也研究微生物、DNA（脱氧核糖核酸）、基因、脑科学、人工智能等，但是对于人类起源、人体大脑、人类疾病、人类社会、人类健康等基本的东西还是没有突破。人类养生属于生命科学的研究领域，古代先哲在那样的社会、生活、物质环境下都可以取得辉煌的成绩，在科技发展、物质丰富的今天，我们自然也能够取得丰硕的养生成果为人类服务。研究养生可以从三方面入手，第一方面是研究当代寿星长寿诀窍，他（她）们都是历代养生方法的传承者；第二方面要把他（她）们的养生经验与历史的经验相互验证，有些是继承、有些是他（她）们的创新和创造；第三方面就是我们每个人亲身实践，并且对于有效的养生方法要科学研究、总结归纳、广泛推广，以人为主体推广，造福更多人。

中华民族有文字记录以来的古老的养生经典有《黄帝内经》《道德经》《阴符经》《周易参同契》等，而没有文字记载的人类历史中的如盘古、伏羲氏、神农氏、少昊、颛顼、帝喾、尧、舜等，养生也发展到很高的水平。比如《素问·上古天真论》：上古之人，其知道者，法于阴阳，和于术数，食饮有节，起居有常，不妄作劳，故能形与神俱，而尽终其天年，度百岁乃去。

道教是诞生在中华文化土壤，由中国人自己创建的本土宗教。与有些宗教关注于来世的思想不同，道教重视养护和修炼现世的生命，因此，道教"重生""贵生"，强调性命双修、形神俱妙，不断提升生命的质量。所以道教体现了中国人对生命的独特探索，道教养生在世界各国文化里面独树一帜。在中国道家（道教）历史上，很多道人都是长寿之人，这不是偶然的，因为道家道教修行虽然"不言寿"（即修道成功并不论年龄大小，你很小年纪也可以修成），但是由于道家讲究性命双修，而且修行之前往往要求身体健康没有疾病才可以，况且修道属于人生命的实践是极其艰难的，尽管很多人到生命的最后一刻也许都没有修道成功，但是由于身体健康深得长寿之法，所以道人很多是长寿之人。

张至顺道长是一位百岁寿星，他的养生经验还是很有代表性的。他强调指出：万物由道而生，由道而养，由道而成，由道而藏，因此，道家中的养生保健智慧都是由道生发而来，这样道家的养生之道也是由道而来，而且养生之道非常简单，这是因为道本来就是简单的，凡是复杂的就一定不是道。

根据张至顺道长"养生之道也是由道而来"的论述，再结合他的著作、讲课、演讲及访谈，我们总结出来张道长的道家养生体系，即"米晶子炁體养生法"，参见图示。

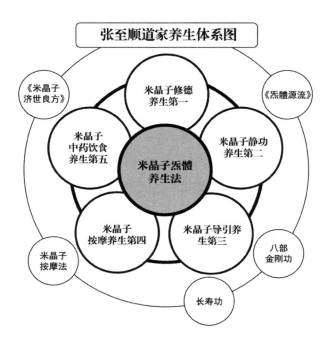

张至顺道家养生体系称为"米晶子炁體养生法"。张至顺道长非常喜欢"炁體"二字，在湖南张家界明元宫牌匾上写"炁"字，在陕西终南山八卦顶供着"炁體"二字，他把编著的书名定为《炁體源流》。他说，"炁"化三清，"體"能载道，老君爷一炁化三清，是从炁上开始的；"炁""體"，炁不离體，體不离炁，"炁"和"體"谁也不能离开谁；"天有三光日月星，地有三光水火风，人有三光精炁神"，"男女虽有别，神炁无二异。都是炼的神和炁，离开神炁，都是骗人的"；《阴符经》是从神上开始，从神上开始转入炁，它从阴转阳。《道德经》是从道，是从炁上开始，是阳转阴。

张道长说，那么这一个"體"字，时时刻刻代表我们身体里面道家的内功。讲道不离身，离体不算道。"體"包天地一身为国。张道长做过一首偈语"此體非凡体，先天炁化成，若人能识破，指日登太空"，他指出"这个體，不是这个身体，我说的这个體是真體，是真空那个人的體，它是无形的體，那么一发现这个字，这就成了后天的东西"。

道教以精、炁、神为"三宝"，即生命的三大要素，三宝旺盛则康健，反之则衰病。精、气、神又分先天的元精、元炁、元神和后天的交感之精、呼吸之气、思虑之神两大类。先天与后天的精、炁、神之间相互作用、相互制约，维系着生命的形式。如果人不能恬淡宁静，思虑之神妄动，便会杂念丛生，后天的精、气、神过分消耗，累及先天，人就会衰损速死。

而道教内丹学也吸收了传统的精、炁、神学说，进行性命的修炼。由于精在炁中，元精、元炁本是一，故精炁神实为神炁，其中性就是神，命就是炁。"命"指的是精、气，"性"是指心神。性命双修，也就是炼气化神。性命双修的过程，始终贯彻着"顺则生人，逆则成仙"的基本原理。从逆的方向返本还原，将性命还归虚无，致力于超越生命有限性的目的。内丹学认为，人和自然的演化关系是神(道)生气，气生精，精生形，此为"顺生"；而人的性命双修则应逆向而行，即三个阶段：炼精(形)化气，炼气化神，炼神还虚，此为"逆修"。

如此则元精、元炁、元神不致亏损，而且心静则神凝，神凝则炁聚，炁聚则精生，后天之"三宝"又可旺盛趋升，这样人自然可以长生延年。

张道长的道家养生体系与传统丹道修行类似，可总结为包括五大部分，修德养生第一为核心，其他依次是静功养生第二、动功养生第三、张至顺道长按摩法养生第四和中药饮食养生第五，排列次序虽然强调了各自的重要性，但实际上每一部分都非常重要、缺一不可，在后续段落中将简要叙述。

1.2.2 米晶子修德养生第一

张至顺道长反复说：我们这个玄门（道家）以德为重，有道无德是道中之魔，终于失败；有德无道是道中之贤，终于成道。他说《道德经》中"道"为无极，"德"为太极。讲《太乙金华宗旨》天心第一的"得父母之真气，结一颗灵明宝珠"，那么得父母的精血是为太极，那一颗灵明宝珠是无极。太极把两仪、四象、八卦、五行，都是它一点一点的全部生出来的。

现在讲德一般是指人的品德、德行、恩德，这都是人的社会属性描述，比如做好事、做善事等"道德规范"。而这里讲的修德是用无为的心修自己，德无形无相，人要靠事情来验证是否有德。

《道德经》有《上德不德》一章。老子指出："上德不德，是以有德；下德不失德，是以无德。上德无为，而无以为；下德为之而有以为。"纯阳子的注本是深得老子之意的，他说："上德者，不言、不动、不闻、不见，合天之至真，谓之上德；无心于万物，无心于身形，谓之不德；外忘其身，内忘其心，听万物自然之生化，随其自然之流行，谓之上德不德。德字，道之别名也，即道字，非恩德之德也。"不改变道的含义，不受外界的影响，"听自然之生化，谓之上德无为而无以为"。

《黄帝内经》上古天真论有"所以能年皆度百岁而动作不衰者，以其德全不危也"论述。庄子则指出："执道者德全，德全者形全。"葛洪也明确指出："若德行不修，而但务方术，皆不得长生也。"纯阳子要求其弟子"未修仙道，先修人道"，强调加强自身功、德的修养，是修道的先决条件。伍冲虚、柳华阳等人也都非常重视功德修养，他们要求弟子要坚决地立志修德修道，指出"人能明乎其德，而天性自现"。

张至顺道长的讲课资料里面很多地方都有修德的论述，可以总结出修德养生的几个方面，主要包括爱祖国、孝顺父母、不打诳语、吃亏是福、不要烦恼、知己行事、坚定信心等，参见第二章。

1.2.3 米晶子静功养生第二

张至顺道长是当代内丹高道，入道门不到六个月就打坐到修道的第三层次，他指出：要想改命必须修行。他对体道班学员说你来到山上如果不打坐，你就下山走。

静功属于各家秘传，目前教科书上传统道家静功一般分为两个阶段：道术阶段和仙术阶段，道术阶段也称为筑基入手功夫，主要是补足人体生理机能的亏损，同时初步达到精满、气足、神旺，为后面仙术阶段做准备，实际上一切为祛病、健身而采用的静坐方法、动功方法，都属于筑基入手功夫。精、炁、神是维持人生命的三宝，此阶段就是补足三宝，精满现于牙齿，炁足现于声音，神旺现于双眼，筑基完成后，牙齿健全、声音洪亮、两目有光等身体变化说明人的生命力旺盛、疾病也基本都消除了，便可以继续修行。

第二阶段是仙术阶段，包括炼精化炁（初关）、炼炁化神（中关）、炼神还虚（上关）。一般需要在师傅的指点下进行。

张至顺道长的静功方法属于最上乘功法，他讲："静守观世音，倒卷黄河上昆仑"，那你只要在那一静，万法归于静嘛。那么你这一动，从哪儿来的？动从静中来的。那么清，是从浊中起来的。那你只要在这儿一静，静不了一个小时，马上天气自动，你后面的行动就如同有人在你脑筋里头指挥你做的一样。

目前在社会上学习张至顺道长静功的资料主要有图书《炁體源流》《张至顺真人选集》（内部资料），以及张道长讲课的音视频。

在第三章米晶子静坐法里面有张至顺道长讲打坐基础入门、《炁體源流》学习的内容，提供张道长讲解《太上老君说常清静注》第二十三章、《太乙金华宗旨》及答疑选编。

1.2.4 米晶子导引养生第三

张至顺道长刚入道门的时候，因为他本身也有病，所以师傅把八部金刚功先教给他，他练了不到两个月，一身的病就消失了。

张道长认为身上有病是因为气血不通，周身的脉络不活，它才有病。八部金刚功八个动作就代表八个动脉，凝结五脏之气，打退外来的病气，所以这个功能祛病的原理就在这里。金刚功处处用金刚之力，排除外来的病气。为什么叫八部金刚？这个金刚就是说能把这个功练好，能练成金刚之体，永远不坏。

据张道长介绍八部金刚功与现在社会上流行的八段锦同源，道家南五祖张紫阳作《八脉经》，讲解自己内观得到的奇经八脉的位置及修道要诀，其传人白玉蟾又为这八个脉络加了八个动作，内练可以成仙得道，外练可以祛病、延年、健康。这八个动脉汇合在一起通身上全部 365 骨节、84000 毫毛。不过现在社会上流传的八段锦由于传承众多已经有几十个版本了，而八部金刚功则只在道观传承。

长寿功和金刚功配合练习，主要练人的先天阴阳二气，为乾阳与坤阴之真气而设，引导真气由动而致虚静。长寿功大部分动作很少，都是很自然的，基本上是打坐人入静入定的时候身体自然的反应，习练者通过习练这些动作可以体会身体内外的感觉。长寿功跟金刚功不同，金刚功处处都要用力，长寿功处处逍遥自然，不用心，不用意。长寿功是静功最好入门的一个功法，它和静功关系极为密切。

目前社会上学习金刚长寿功的资料主要有书《金刚长寿功》《八部金刚功》和张至顺道长的金刚长寿功教学视频，另外也有张至顺弟子演练的功法视频。

在本书第四章介绍了八部金刚功和长寿功习练方法。

1.2.5 米晶子按摩养生第四

张至顺道长对按摩评价非常高，他说："我这个按摩是我们道家的，在原始时代，没有针没有药，人有病了都是按啊摩啊，按啊摩啊，所以这个按摩在我们国家是第一个医术，是最高的。"而他自从学会这个按摩，针也不用了，药也不用了。一般的病，一遍推过去当时就好，比起其他治病方法要快。他说按摩就跟用药一样，你看着哪儿按着合适，就可以治这个病。

在终南山八卦顶张道长传给弟子按摩方法后，专门要求弟子"把这个按摩手法记录下来后，通过网络传给群众，这样大家就可以少上医院啦"。

目前社会上学习张至顺道长按摩法的资料主要是张道长八卦顶按摩教学视频，以及张至顺道长弟子在体道班上示范按摩的视频，也有把张至顺道长和其弟子按摩教学视频结合起来的辅导资料。

本书第五章介绍了张至顺道长按摩法。

1.2.6 米晶子中药饮食养生第五

张至顺道长非常重视中药与饮食养生，他说："我那一本那个集中八十年的单方子（《米晶子济世良方》），我希望一些道友们，只要你会看病的同学们，有这一本单方，就强似你三十年的学习。那你看不好的病，你朝这个单方里头找的，查出来，百分之六十以上，他都能好"，"你有这一本《济世良方》，我跟大家介绍，你再把清末的王清仁《医林改错》，再买一本。你拿着这个单方，会气死名医。好多大夫和名医都看不好的病，人家老百姓拿一个单方，不值钱，平平淡淡就治好了。所以我提供的这些单方，有的来自山区的，也有佛家的，也有道家的。他们有单方都送给我，知道我看病不要钱"。

本书第六章简介了《米晶子济世良方》一书，并分享了张道长一些饮食养生明言。

1.2.7 广东省道教文化节"道教与人生"学术研讨会发言

本文是张至顺道长参加2010年广东省道教文化节"道教与人生学术研讨会"上的即席发言，该文化节由广东省民族宗教事务委员会、惠州市人民政府、广东省道教协会联合主办，文化节期间，来自两岸三地众多高校和研究机构的专家学者70余人出席"罗浮论道——道教与人生学术研讨会"，研讨会收集学术研究论文 34 篇形成文集，在文集综述文章中有介绍张至顺道长，写到"海南玉蟾宫道长（指张至顺道长）以他自己丰富的修炼经验和养生实践，以出家人的修炼认识角度，诠释日、月、丹、火等中国文字的独特意蕴，揭示出中国文字携带的道家养生智慧。别开生面，自成一家之言"。

下面是张至顺道长即席发言节选，为方便阅读和保持讲话原貌，笔者仅对个别口语化词汇做了调整。

张至顺道长：上面一些道友们跟我们分享了很多的养生（知识），但在座的来到这块儿，我想着我们有一个共同的目标，这个目标是什么呢？就是健康长生。这是社会上的人，甚至每一个生命，不管是人类也好，飞禽走兽也好，地下的蝼蚁也罢，都是为了健康长生，那我今天要讲什么？

首先说，自我介绍啊，我是一个中国人。我是诚诚恳恳的一个中国人，炎黄的子孙，我们道祖爷的后学，尤其是我们道（家）的一个宗旨，不打诳语。孔子讲究言而有信，但一个人讲话、做事，失掉信仰，就失掉一切。但你骗我一回、两回可以，但第三回我就不相信你了，但我们要讲忠实。人家俗话说："要知上山路，但问去来人。"但你没上山，你没去过，那你是不知道山上来回的去路。我们都是一个中国人，我们不打诳语，不能欺骗了中国人。上面有我的父母，下边有妻子、儿女。你欺骗谁呀？欺骗了别人，也就是欺骗了自己。

我们这深圳有一个人，他专一地做那个喝的那个东西、吃的东西。他明明知道他做的这个东西里头有杀人的毒药，别人的儿女吃了他的东西他不心疼，但他看着自己的儿女去吃了，他就害怕了，因为他知道这个里头有毒药。现在，人都讲究长生，为什么不能长生？每一个吃的东西都先下了毒药，他只管赚钱，他不管你死活，这一个是最可怕的。这些人，为什么为了挣两个钱，要给下这种毒药？这是最可怕的。

那么今天我讲什么？我在过去二十年以前，在山东青岛北海舰队讲过一个"日月丹"。"日藏月内丹作母，目隐身中体为始。"那个日头能藏到月亮里头，月亮能藏到那个"丹"字里头，"丹"能藏到母腹里头。讲了四个字，讲了两天，讲了七个小时。那么在青岛，讲了一个"光"字，那个"光"如果没有"火"，绝对没有"光"。

后来我在江西龙虎山又讲了一个"火"字，讲了二十分钟。那一个"火"，什么原因？古代的字，出现每一个字，繁体字，都代表了很多的道在里头。没有道在里头，绝对不能成字。我讲这个"火"字，那么人都将来讲长寿，怎么能长生？我们人生就没有找到这个生死的道路。因为我们道家的这个气氛，已经降低了三百多年了。我们道家有那么一个说法，道家有三千六百旁门，那么佛家有八万四千旁门。这个旁门外道，人家也有成功的。

因为什么，就是在一个心正确与不正确的问题。心正就是旁门外道也有成功的。那么要是心不正，就是正经的大门，正规的，那也是有罪过的人哪。所以，我们讲什么要知道，这是真正的讲，就代表毛主席的一句话啊，那么"不经过实践，不经过调查了解，没有发言权"。这是一个真理。

我现在讲一个"谷"，那么"谷"字也离不了"火"。但这个"火"中有一个人，人死也从"火"中死，我们生来也要是从那个"火"中生来的。那个"火"是自动的，"水"是被动的。一切的东西没有"火"，绝对不能动。那个"火"字上边两点，那就是一个太阴一个太阳。那么讲道，那个"道"的上边有那么一道，把它圈起来，那就是无极中间，由无极先生太极。所以这个"火"呀是最要紧的。

我今天讲这个"谷"，就是讲那个"五谷"，讲三类谷。那么在座的大家都吃五谷，都是知道哪些东西是五谷？随便提，随便说一说，哪些东西是五谷？知道吗？

听众答：高粱、小麦。

张至顺道长：啊，随便说一说。

听众答：小米稀粥、高粱、小麦、大米、五谷杂粮等。

张至顺道长：对，那么还有人吗，能不能说出来五谷？好，我今天说这个五谷。刚才你提的那是一谷，那么，一谷就是现在我们吃的这个五谷。头上结的，半身中结的，满身结的，这叫五谷。还有地下结的，水里头结的，这也是五谷。

那么，我来讲这个五谷，是哪五谷？

刚才讲的那一谷，就是我们黍、麦、稻呀什么东西，这是一谷，叫"火谷"。水火的"火"，叫"火谷"。

那么树上结的，就是我们吃的这个苹果呀什么东西，凡是树上结的这叫"悬谷"，属木。

那么另外一个结的，就是那个刚才我们吃的那个西瓜，什么东西，扯弯弯的东西，那叫"金谷"。

那么土里头结的刚才我们吃的那有土豆呀、花生啊，那叫"土谷"。土里头结的叫"土谷"。

那么水里头结的很多，那叫"水谷"。那么连我们喝的这个水也算一谷。都讲究辟谷、辟谷，我心里说，你连一谷也没辟。那么我过去也辟过谷，那都是能躲避荒年，（单）服气（不吃任何东西包括水），

28

我辟过八十七天。

关于这个，我讲这个"五谷"，我们说讲有三类谷，"天上的五谷、地下的五谷、太空的五谷"。"天上的五谷"，大家都知道，日、月、星、银河、蓝天，他这种算作五行。日头是火，月亮是水，星星属土，也有人讲啊这个星星属金，他把这个太空的这个雷啊、电啊拉到天上去了。银河属金，蓝天属木，这是天上的五行五谷。

那么地下有五行五谷，就是刚才说的那五谷。那么"太空的五谷"是什么呢？风、云、电、雷、雨。雷属土，电属火，云属金，下的雨属水，那么风属木，这是"太空的五谷"……

我们讲了比天、比地、比山河、比水火、比婴儿姹女、比坎离呀，比来比去，千比喻，万比喻，那都是个比喻。好多人看丹经，往往被这个丹经……一个铅，一个汞，说了二百多个名字，那么你把它弄不清楚，那么二百多个名字，你往哪里找啊。好多人他看丹经，都弄错。那么我问过好几个大修行人。在我们本身上他没找到生死的道路。

我说过一个笑话，"瞎人骑瞎马，在山里头赛跑。"为什么呢？这个马认为说这个主人骑到我身上，他必然要能看着路，他带路叫它往哪跑它就往哪跑。那么这个瞎子哩骑着这个马，认为这个马能看见路，他就把它带着随便跑吧。所以这个人哪，不知道路，把人引到死亡的地方去了。

我刚才说，都是中国人嘛，我们离开父母就是这么长一点点呀，不到六寸长啊。我们生下来，连父母的恩都不报，我们还讲什么？最要紧的就是一个父母，天地的大恩。只有一个母亲，那恩最大。为什么呢？好多的儿女有了病了，那么他妈妈又哭得又恨不得替孩子去害病，替孩子去吃药。一个老人能养活十个儿女，现在十个儿女养活不了一个老人。你们相信不相信？一个儿子能把他父亲从三楼上打得滚到一楼。去年在广西，有一个大村庄有六个老人，就是鳏寡孤独，给儿女打电话不回来，楼房没人住，土地没人种，两个老人都吊死了。我们就看到这个问题。

我刚才讲我这个灯，灯不离光。我讲这个五谷，天地的五谷、太空的五谷，那我们人身上也有五谷啊，是吧。上面有五行，内里边有五脏，那么四大部洲都有了。那么我们看看这个"谷"字，那么就把那个"口"字去掉，就是一个"火"。那么"火"字那上面有两点，中间就是个"人"。所以我们讲的这个"人"，就要从那个"火"里头出来。

那么生我们的地方，"生我之门死我户嘛，几个惺惺几个悟"，这都是道祖爷说的。那我们要是一个，作为一个出家人哪，道人哪，我们也要考虑好。我们撇了父母，撇了妻子儿女了，我们参加到道教里头，我们为什么来的？我们生下以来，连父母的恩德都要忘记，那所以这个人哪，就没啥意思了。

我讲的这个"谷"，是在我们人身上这个"谷"。你们看着那个"人"字。过去人家旧社会，指着鼻，"你把我怎么样"，就是说指着鼻，"啊你把我怎么着"，说指鼻为我，我就是我这个人。那么这个"人"字上边两点，又是哪个东西？我们可以想一想。我前天一个解说，在八仙宫讲过一个谜，讲的什么，打一个字谜，"上边毛，下边毛，中间一粒水葡萄。请你猜，请你看，隔座山头不见面。你若猜着我的谜，不是菩萨便是仙。"

为什么他们有些人（把修道）都作为这一棵树。那么如来在菩提树下打坐，那么达摩他就说作为一个双林树，还是比作一棵树。大家

30

都知道三月三，王母蟠桃大会，那么王母有一棵蟠桃树，那个蟠桃不大，就像葡萄这么大。那么瑶池金母有一个玲琅树，结的那个玲琅子，那个玲琅子就在这个蟠桃里头，那么一点。那么月宫里头有一棵铅树。我们龙虎山老君栽了一棵那个柏树，下面埋了一个剑，它叫剑树。我们大家念经的人都知道，"剑树化为骞，上登朱陵府，下入开光门。"那我们念经，这个经不是叫你黑白昼夜地念的，（因为）这个经是修道的大路，（现在）都把它当成经念了。

去年在八仙宫，我讲了十九天，一个《清静经》就讲了两天。还讲了一个《太乙金华宗旨》，我们道家都知道，《金华宗旨》那是吕祖爷，在这个康熙（年间）下来亲自讲的《金华宗旨》，在康熙时候讲的。那么我把那个《金华宗旨》大概讲了十七天。

我没念过书，（读书）这是一个最可想的事情，（我）没有文化。但我们讲这一个"谷"，那么"火"字下面搭一个"口"，是一个"谷"。我们看看我们七窍中间，我们本身上的七窍。那么那个鼻子，你没看那个"人"字，这么一撇，这么一点，那么不像个鼻子，像个什么？那么今天有些道友们在这块儿，还有些好道的道友们，那么我们都是中国人。我们彻彻底底地、诚诚恳恳地、好好地研究中国的文化。这里头文化包括的太大了。

那么我们讲这一个字的问题。我记得在南岳在长沙，在南岳召开了八个省的气功大师，还有大学文化的大学教授，我就讲一个身體的"體"字，讲了三个小时，就一个身体的"體"字。现在的一个"体"字没办法讲，就是一个"人"字，一个"本"字，那你没办法讲。那过去一个"體"字，里头包括了一百二十个字，还没包括完。那一个"體"字里头藏了一百多个字呢。所以我把它们讲得那么……

31

　　我那本书叫《炁體源流》。炁不离體。體不离炁。谁也离不了谁。那就是说日不能离月，天不能离地。天那么高，从地下升上去的。大家都知道这个乾卦属天，乾卦属金，坤卦属土，那可见呢就是土生金嘛，天是从地下生上去的。那么我讲这一个"谷"，我们吃的也是五谷……（完）

有道无德是道中之魔，终于失败；有德无道是道中之贤，终于成道。

你在地狱里找路终究是在地狱里，你在天上下功夫，你不找路就是天上的路。

——张至顺道长

第二章　米晶子修德养生第一

张至顺道长常常讲"有德无道，是道中之贤，道中的大贤人，终于成道。为什么？你有德，就是别人给你的邪道，你也会走到正道上。无形中间，无意中间，那个无影、无形、无真、无相的那个人，他会给你指挥"。

上面的话包括了三层意思：

第一，对人来说首先德是最重要的修行，这个德不仅仅是现在的说法诸如你要多做好事、善待他人、诚心待人，更重要的是一个人处于静心、无为的状态，如果持续保持这种状态，终能成道。

第二，有德之人不会轻易上当受骗。

第三，有德之人会得到正确的指引。

实际上修德是伴随一生的功夫，尤其是在养生实践中，无为而无所不为，每个人养生可能有这种方法、那种方法，这个秘诀、那个传承，但是如果离开自己德的修行，则有可能南辕北辙、得不到真正的养生。根据笔者的练功实践，随着练功的深入，一般在认真练功3年左右你的身体习性都会得到潜移默化地改变，而你自己还可能不知道这些变化，只是在一些大事来临的时候，你才突然发现自己的镇定之心、从容应对，很多生活中很麻烦的事情、很难处理的事情都变得简单了。

下面摘录了一些张至顺道长修德养生方面的论述供大家参考。

2.1 热爱祖国

张至顺道长每次演讲都会讲要爱祖国，要大家记住我们是炎黄的子孙，他说："我是一个中国人，那么既然我是个中国人，我就要爱我们的祖国，要爱我们的人民，爱道教，爱党。因为没有中国共产党，就没有今天的幸福……我们中国共产党为了人民的幸福，才有了今天。"他还举例说："我们老年人的话，每一个月还有生活补助，坐车坐什么东西，有了老年证的话什么都不要，这就是我们的幸福。我们作为中国人，一定要爱惜我们自己的国家！国强民富嘛！我们国家能强盛强大，老百姓自然而然地富裕。"

热爱祖国这是每一个中国人最基本的素质，祖国是每个人的根，找到根了你就不是漂泊的人了。推而广之，我们爱祖国，爱自己的家庭，爱自己的工作单位，爱自己居住的城市、社区，设想一下，如果每个人都这样热爱这一切，我们就如同在一个大家庭里面，所有的事情都是家里事，还有什么事情解决不了呢？

2.2 不打诳语

张至顺道长常常说："我们道祖爷的后学，尤其是我们道（家）的一个宗旨，不打诳语。孔子讲究言而有信，但一个人讲话、做事，失掉信仰，就失掉一切。你骗我一回、两回还行，第三回我就不相信你了，我们要讲忠实。""我们都是中国人，我们不打诳语，不能欺骗了中国人。上面有我的父母，下边儿有妻子、儿女。你欺骗谁呀？欺骗了别人，也就是欺骗了自己。"

他说，"我们今天说'道不打诳语'，真正的道士跟你不打诳语。你说一句，话怎么着，后来啊我为什么、为什么，把这个事情没办了，那是辩护，那是辩护你那个不承认那一句了。你只要第一次说出来不承认的那个不负责的话，以后你再说一百句、一千句，我连一句都不信。那么你到陕西宝鸡，你问问，张道长永远不打诳语的。只要我说过去的一句话，你到什么时间我都能承认。原因在哪儿？你失掉信仰，失掉你的一切。你比如你大商家，你做些假东西，你当时能骗人骗过去，长远了是不会行的。因为你把这个东西，加上毒药叫群众吃了，你不管群众的死活，你只顾着赚钱，到后来，结果没有好处，因为你害死了人民嘛。……那现在那个食物里头都是吃的慢性毒药，你们怎么不生病嘛。"

张道长说，"我们道家不打诳语，杀盗淫妄酒，365戒，前五戒就是杀、盗、淫、妄、酒。第一个戒杀，你们考虑考虑杀那个鸡，它到处跑，咯咯咯咯，就是说主人你饶了我你饶了我，它叫你饶命，只不过它说的话你不懂。那个牛你拴着去杀，它明知道要杀它，但它不跑，那它的眼泪啪啪啪往地下掉，我看过杀的过程不忍去食啊。它这么可怜，它死得怕，东西都集中到身上了，你吃它这个肉，肉里头有毒。那个杀死的东西，它那上边有毒，有些东西受不了这个毒，吃了就死，你想人谁不怕死啊，一个虫虫，它爬着你动它的话，它也是拼命地爬，拼命地跑，何况一个大动物。"

俗话说"没做亏心事，不怕鬼敲门"，对于人是这样，对于一个单位、一个企业、一个组织也是这样，只有真真诚诚地生活、工作、待人接物，我们自己的神才会安安定定，长寿养生不期而至。

2.3 孝顺父母

张至顺道长一直伺候母亲，直到母亲90多岁去世后，他才出山弘道，他说"我们的父母是我们的一个大恩人"。他收徒有个规定：独生子女不能收，"因为绝了后代，先留下子女；有儿女小的没长大，父母亲老了离开了，这个不收，因为最苦，人家说少年丧父、中年丧妻、老年丧子，这是人生三大不幸""我们的母亲对我们是天地之大恩啊。不报父母的恩哪是做人、枉生一个人"。

张道长分析道，"现在好多人连父母都不养活了。原因呢？他养活两个小孩，他本身的工资都不够"，怎么孝顺父母呢？张道长说："你要真正能听我的话，把你父母当成你的娃娃看待。你待你的娃娃，抱过来，高高兴兴，噢啊拍啊这样哄着笑啊那么笑，你最爱见。有一点儿好吃的都赶快给娃娃。那么你能把你的心，对待你父母当娃娃看待，那就是天下第一个孝子。"

如果你孝顺父母了，你的孩子看到了你的行为也会跟着学习，也会在未来孝顺你的。敬老养老，家庭、社会才会和谐。

张至顺道长推荐大家教父母练八部金刚功，他说帮助养好父母的身体才是真正的孝顺。张至顺道长说，"你练好金刚功，先治好自己的身体，有父母的话先回去给父母教会，不管他什么病，高血压、糖尿病，不管你十年二十年，一练就好，这个是很有把握的，回去先保存父母的身体，这是人尽忠孝。未尝尽忠先尽孝嘛"。也鼓励大家勤练功，帮助父母祛病。他说：现在你父母有病你都不会看，等你有了真东西你有了真气，你走到你父母面前，他有病不管千病万病，你两个手一摸就完了，你两个手一召集他一切的病都好了。

2.4 吃亏是福

一般人都不想吃亏，张至顺道长从道家修行出发讲吃亏实际是福，实际上这也能够帮助你正确对待吃亏而保护自己。

1）不能吃点亏，就会造成更大的损失。

张至顺道长说："学一个吃亏啊，你不吃亏，叫谁吃亏啊。两个人共事总不能平衡，总有一个高、一个低，那么我们一个出家人要学吃亏。现在说实话的，人家都说张道长好骗，我就是好骗，不过是吃一点亏不就对了嘛，没啥意思啊。"

他举过一个例子：我知道我们蔡家坡一个女的，到高店子南边一个厂，去喝人家一碗稀饭，吃了一碗凉皮。那么可能早上来的稀饭有点酸了、坏了，她喝了一口就搁人家桌上了，商家跟她要钱，她不给。说你饭酸了，商家说你喝了一口。就为这一块钱，他们吵吵闹闹，后来她把这一块钱朝那一扔，张手一指，你小心你的。她回去以后，跟丈夫一说，她丈夫也是个蛮人，一下子召集了二十多个人，开着一个拖拉机，跑到那个店子，打开了，打得乱七八糟。结果呢，派出所的公安局的到了，一个一个都抓起来了。打伤的人给人家养伤。那么一块钱不花，花了十一万。结果丈夫也进监狱判了三年。我说的这个，小事不忍，外事啊，这就是内伤其精，外伤其家。

2）吃亏就是损失点钱，或者被人骂几句，不是多大的事情。

张道长分析吃亏的事："第一，不管啥事情我们能吃亏，吃什么亏呀？我们这个东西是大家的，但我们有必要的事情的话，我们可以拿着大家的东西去做好事，我们能花出去一千一万，我们把这一万块钱花出去，马上天会能给我们感应上十万，你要记住我们吃小亏占大便宜。我们吃了他的亏了，我们吃亏吃什么，不过就是一点经济呀，一点东西呀或者打骂。他多说几句多骂几句，让着点吗。有理让三分，我虽然说有理了，那个是没有理的人，他同样跟你辩，是不是呀。你留一点，你让三分，他占三分，这慢慢慢慢就放下了。"

3）吃亏是福，与世无争，对你养生长寿有好处。

张道长还说，"我们头上三尺绝对有神。我们头上有三才北斗，这个北斗的话，时时刻刻记你的善恶。我们人身、心背后，有三眼亏。如果我跟他做买卖，他把我骗了，或者他骗了我的金钱，骗了我的东西。唉呀我吃了他的亏了。你们可记着呀。你的亏不要叫别人给吃了，原因在哪里？阎王爷查你心上那个三眼亏，你吃了亏了，你把他的亏吃掉，长了你的亏了。所以吃亏是福人人都福，但你吃亏是大福。不过现在人都不想吃亏。与世无争，你记住，我们争什么？那么他能占点便宜，他心里欢喜了，他吃了亏了的话他绝对不饶你"。

2.5 不要烦恼

人生难免遇到烦恼的事情，张至顺道长从三方面讲解为什么不要烦恼。

1）人烦恼会伤害身体，失去功夫。

张至顺道长讲："另外一个我跟大家说清楚，千万不敢就遇到什么事情，遇到好事，你也不要喜欢。遇到坏事，你心里化一化，不要烦恼。那么你一烦恼，对不起，所有的精、功夫全部伤。一恼一恨伤你三十天的元炁。所以这个我跟大家说，碰见不好的事情，慢慢地过去嘛，你不要烦恼嘛，你烦恼也是一天。小事不忍是大事。那么，你小事不能忍，我们修了几个月的东西了，唰一下子败完了，是大嘛是小你说。"

2）人遇好事也不要太欢喜。

张道长说过："无始烦障一旦空"，无是没有，无烦恼，烦恼也好，人所有的一切的事情，把一切的事情都看出空体。他这也是个烦恼，烦障嘛，障碍的东西，烦恼就是一个大障碍，这么我吃了这种亏，你们以后不管到什么时候，千万你炼出了功夫不要烦恼，但也不要大喜，你猛然太喜欢了，见了三尺天，这么一烦恼，那你所炼的气，所炼的功夫，一火焚烧，那是最厉害不过了。大家练功夫千万不要烦恼，一恼一怒把所有的练的功夫，那么几百年几十年的火柴一下子都烧完了，所以不要有这个烦恼。

3）如何化解烦恼？

张至顺道长介绍说，"大家练到有功夫的时候，什么都是空的，我烦恼做啥，不过我心里对那个事情不舒服，不舒服我退开，我不跟你争论，也不起烦恼，等到欢喜的时候，再安安然然再进行"。

2.6 知己行事

俗话说人贵有自知之明。孔子在《论语》中有一段自述："吾十有五，而志于学，三十而立，四十而不惑，五十而知天命，六十而耳顺，七十而从心所欲。"知己功夫非常重要，能够使我们避免不必要的折腾，在天时地利人和的情况下自自然然做好事。

张至顺道长说，"你现在年轻气力足，但是千万要省着不要消散完了，为什么年老人有病？因为他的气血不够了。你现在即便不修道，但是等你事业有成了，五十多六十岁就不要再往前去了，一定要抓紧开始，千万不要等过六十四岁，那怎么都来不及了！"

他还说，"我说的是我心里话，但你练是你的事情。练功，那么父母不能代替，儿女也不能代替，那你的命，只有你自己下功夫才能保持。儿女顶多孝顺了，照顾你，不好，给你煎药，熬汤啊，擦屎化尿啊，但你那个药要你自己吃，病要你自己害，儿女是绝对不会替的"。

他说，"如果吃药能够长寿，当大夫的都死不了啦，药都是大夫配的嘛"，"有钱人也死不了，他有钱什么药买不到啊，古代的那些皇帝，是他没有权吗，是他没有钱吗，是他找不到好大夫吗？""当年成吉思汗就问丘祖，有没有长生不老的药啊？丘祖爷说，长生的药没有，但是有长生的法"。

张至顺道长语重心长地说，"穷人害病就是害命，有命就活，没有命就死。富人害病是害钱，他拿钱治病"，"你练八部金刚功，就是保自己的命"。

2.7 坚定信心

曾经有人问张至顺道长，人的命都是有定数的，我们练功，能不能改变这个定数？

张道长果断地说："山难改性难移，要得移过性，除非是神仙。你修不成神仙，你动不了寿。这个寿是活的，你做的好事多了，能加寿，你做的坏事多了，能减寿。"

他说："那么要移动寿的话，除非修成神仙。我们现在就是下功夫，就想与阎王爷拼命地干，我们就跟他斗争。我们能斗争过他，我们就不死，我们斗争不过他，那我们的命就由他来。我们要不能移过性、不能移过命的话，我们就不能成神仙。但能修成神仙，就能移寿移命。"

打坐，是你的神在打坐，不是你的肉体，很多人打坐的样子很好看，可是他的神不知道到哪一个国家去了，你的主人都不在，那还叫打坐吗？打坐要的是神思不动，神不离身就会长保健康。眼不观耳不闻口不言语自长生，重阳祖师早说过的外三宝不漏内三宝自合。闭关也是这样，该闭的是眼、耳、口三关，有些人只是把自己关起来不见人，这样子即使闭一百天、两百天、三年都没用。

遍地金莲一起开就在目前。

你在这静静静，静到最后，偶然间就出现大雾，白茫茫的大雾。静坐就是不要想太多，不要想太多，练到那个程度上它自然就出现。你不到那个程度上绝对不出现。

——张至顺道长

第三章 米晶子静功养生第二

张至顺道长说修行的东西祖师爷在《道藏》里面都讲清楚了，所以根据自己修炼体会，他从中摘录了与丹道修行相关的文章并出版了《炁體源流》，它被称为"丹道修行小道藏"。全书分上下册共516页，为方便保存采用带壳精装书，书中收录有《太清元道真经》《太上老君说常清静经注》《崔公入药镜》《太乙金华宗旨》《悟真篇序》《南宗圣典选录》等经典文章及丘处机、吕洞宾、张三丰、张紫阳、李涵虚等祖师爷的经典著作，张道长亲自写的注解约104条，他说此书是给真修实证的同道人看的，帮助他们省去数十年的参访功夫，早日取得成就，在丹道班或体道班，张至顺道长都是主要讲解《炁體源流》里面的文章。

笔者2013年就购买了《炁體源流》书籍自学，还参加了2015年10月和2016年12月两期黄中宫体道班，其间抄写了一遍《炁體源流》，2019年组织功友读原汁原味的张道长文章，与功友一起搜集整理了内部学习资料《张至顺真人选集》。笔者反复阅读张至顺道长的讲课资料，并把所学所悟运用到自己打坐、修性、修德的实践中，取得了较大的收获。

本章主要包括打坐基础入门、《炁體源流》讲课摘选，其中打坐内容综合了"西安万寿八仙宫丹道课后打坐开示""常州乾元观讲打坐"

和"常州茅山乾元观学员打坐前开示"等讲课文章，由于道家打坐一般需要师传，所以本章打坐内容属于打坐基础入门，各位有缘可以继续深入学习。

《炁體源流》讲课学习摘选了张至顺道长讲解"清静经第23章""太乙金华宗旨"及答疑选编，考虑到读者阅读的需要，笔者对讲课记录做了一定的格式整理，包括删除重复的文字及不太相关的文字、调整口头语及文字顺序等。限于笔者水平肯定有遗漏和错误的地方，这也是非常遗憾的，希望读者有机会学习未删减的讲课记录原文，你也会有不同的阅读体会。

为阅读方便，本章均采用简体字，需要看繁体字的读者可参考《炁體源流》一书。

3.1 打坐基础入门

3.1.1 打坐过程

3.1.1.1 准备工作

首先人坐下，把衣服解开，把裤带松开，把鞋、袜子都脱掉，把眼镜也要摘去，让身上放松，然后找个位置，屁股底下稍微垫高一点。

小腹往后收一收，把胸部往前稍微地探一探，让头和身体坐得端端正正，不歪不扭不斜。有些人坐着睡、弯着腰、头耷拉下来等，时间长了他就成了个罗锅腰了、头也抬不起来，这些都是不对的姿势。

思想上也静一静，不要想工作或生活上的琐事。

3.1.1.2 伸腿聚气

先把两条腿伸出去，双手五指展开放在膝盖上，心里略微静一静，两个眼睛，似闭不闭，朝两个脚心上看，心思朝脚心里面想：身上好像有东西从两个腿内侧往脚心流下去，然后再从脚心顺着腿的外侧上来，这左右两边的东西在身背后合拢，这个过程重复进行。

等待大约5到10分钟的时间，有些人脚心里面好像有蚂蚁在动。如果你练的内气足了话，脚心里面就像有一个指头肚大、圆圆的珠子，它在打脚心。这都需要长时期训练的。

不管脚心有没有感觉，几分钟后你就可以把腿收回来。

张至顺道长介绍说，如果将来你成道的时候，离开脚心那两个火球，谁也不能上天，那么靠这两个火球在太空里头走。到时候火球变成几朵莲花，或者变成几块云彩，或者变成一个大车轮，托住你上天。

3.1.1.3 腿的盘法

腿收回来以后，散盘也行，双盘也行，单盘也行。年老的人不用盘腿，佛教讲究双盘，实际上如果坐不了半个小时两条腿酸麻，那就把气血给挡住了。你单盘也可以。如果你坐困了，你可以再把这条腿蜷过来，抱着这条腿，这样心里舒服。

时时刻刻记着打坐要保持心里舒服，越放松越没事心里越自然。如果心血往上一潮，你想睡觉了，记着一定不要睡觉。

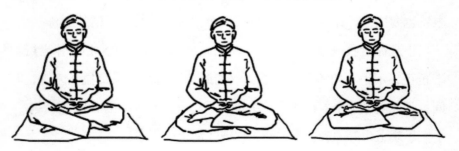

3.1.1.4 眼睛平看

眼光不要闭着，那样容易昏沉，而眼睛张大的话，又容易散乱，所以是那个眼皮往下一耷拉，似闭不闭，刚看见鼻子尖。如果你两个眼睛一闭，往下看，那你的血就往上来，你就会想睡觉，所以你不要朝下看，你平看，不往外看。因为往外看为离，往内看为坎，用光来照阴气，这个光照到哪里哪里阴气就会散。

比如长寿功第一部窃吃昆仑长生酒，要求你哪里有病就往哪里看，你的舌头也在那里搅动。舌一动你周身的精华都跟着动，再加上你两个眼光往里头看，这个病好的原因就是因为这两道光上。生病的原因是你周身上的气血不合。每天东方太阳出来西方的月亮就落下了，它们在昼夜不停地循环，我们人身上的气血流转也没有停止，到死的时候它们才停止了。人只要有一分的阳就绝不会死，人只要有一分的阴就绝不能成道，这就是一个一阴一阳。

3.1.1.5 手的放置

打坐的时候稳当以后，两个腿一盘，心里放松安安然然的，两个手，可以掐子午诀或者随意放，也可以拿乾坤圈阴阳镯。

3.1.1.6 注想天心

可以在天心里头想，微微想着天心。

俗话说"眼观鼻、鼻观脐、注意玄关"，你的思想、真意要注到玄关底下。天心第一，这一个地方也称为祖土、黄庭、玄关、先天窍等。我们生死都在这里。离开精水、神火、意土这三个东西，谁也修不成。

注想天心，仿佛在天心里头住

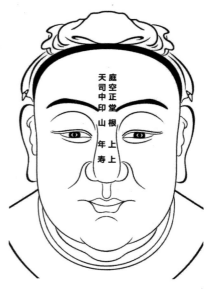

下。

打坐要闭三关，即闭眼往外不观、闭耳往外不听、闭口不多言语。三关紧闭心灯点，把你心里那个灯给点亮了，这个真意保护元神，元神注想真意，你始终就在天心不要动。

天心就在两个日月的中间，我们要把它看成虚空、观空。

打坐是让元神在天心里面安安稳稳地打坐，不是叫你这个身体打坐，是叫你的元神打坐。元神在天心里面打坐。天心就是人上面的金鼎、在人下面是玉炉，天心就是真意。

你安静下去，回想自己从哪里生，从哪里死，你就要在那个生死地方下功夫。俗话说"若遇明师指，下手在先天"，我们从先天下手，从父母生我们刚得元气的那个地方下手。

注意打坐不要太注重不要太认真，要安安然然的。

千言万语不离守中，中宫就是天心，中宫天心嘛，意土就是中宫天心的一个大炉，它属土。

3.1.1.7 不要死坐

另外你坐的时间不要死坐，有些人成夜成夜地不倒单坐，那是枯坐，能把你身体的精血都坐垮了。

如果你累了怎么休息都可以，比如抱着一个腿，或者两个腿都抱着；盘腿盘累了你可以散盘。

打坐一定不要太用心，要像小孩儿那样打坐！如果你用心过度的话，压着哪儿哪儿疼，你在上面用心过度的话，头、脑筋就会发热发胀，甚至还头发昏，如果出现这种情况的话，你把眼睛放开，去看着满空的月亮很亮，满天的星星，哎呀，这个星星这么亮，这个月亮这么好，慢慢就好了。

太用心还容易起火，如果你下得太猛了，那个气聚到哪里哪疼，你赶快思想上回来，还回到你的天心原位上。

打坐的时候，你安安然然，飘飘荡荡就像个毫毛，飞来飞去，你在周身上转一转。你开始转就是一个思想转，思想一转火就动，火一动周身上的血脉都跟着你。每一个修道成道的人，他都知道身上的八脉，因为他不知道在身上转过几千回了。注意神光内观身体不是肠肚之类，你直接把身体看成一个天地，看成是一个大空洞、一个大虚空，你就在虚空里打坐，里面没有东西，因为里面一有东西你就是着相了。

3.1.1.8 收功按摩

到不想做的时候即散丹，你把两个腿伸开，双手盖在膝盖上，心里眼光慢慢地睁开，不要猛睁，你慢慢地睁开眼，朝脚心里面想一想。涌泉穴起真气，真气到了我们的那个阴跷穴，阴跷穴藏的是真气。

然后再揉一揉脚心，或者揉一揉两个腿，腿的两边有十二个筋，那个筋往上通身上的血脉，揉一揉腿，避免两个腿或者疸或者血脉不太通，记住成仙得道是后面的事情，你要先保证自己打坐不生毛病、不出问题。

3.1.2 打坐相关论述

1）打坐的时间

关于打坐的时间有几个，子时（23-1时）开天，丑时（1-3时）辟地，亥（21-23时）末是大混沌的时间，这些时间你可以坐上半个小时，但你不要死坐，坐完赶快休息一两个小时，到寅时（3-5时）万物之气生发的时候，你再坐上半个小时。混沌立基叫无极，我们就从无极中间下手开始。

另外活子时（正子时）来了，你阳气震动，你也要静一静。

2）打坐时的心情

打坐要自己下功夫，不能叫别人来领导，慢慢地打坐。把心里的其他事情都放下，安安稳稳，自自然然，不要紧张，不要用力。

3）睡觉与打坐的关系

白天劳累一天了，你就回去安安然然休息，想睡就睡，在没上床休息之前你先静一静，静了以后你再睡下。睡醒了再打坐，睡醒了不要翻身又睡过去了，那就耽搁了打坐功夫。

4）打坐与阴阳关系

大道就两个地方，两个地方就是一阴与一阳，乾坤，乾阳为鼎，坤阴为炉。你在下面用功就是在炉中炼，在天上用功就是在鼎中炼，在天上炼鼎不离坤，在坤炉里面炼炉不离鼎，实际上两个东西谁也离不了谁，离开阴阳不算道。

5）打坐与清静的关系

人能常清静天地悉皆归，老君爷讲的清静经，这本清静经就是清、静两个字，经就是你修道的过程、修道的路径。

大家安安然然地坐下，把脑筋现在一切的东西都丢掉，打坐的时候思想不能跑这跑那，不能想这想那，俗话说你在那里打坐如果还算豆腐账，那是你心没静。身安气自然平衡。

6）打坐与烦恼

人不要烦恼，因为一烦恼就会伤你的功夫，一恼能伤你三十天的功夫。实际上社会上的事情有什么了不起的、有什么事情要让人烦恼呢？事情总有随心的和不随心的，不随心的事情让人有点烦恼，如果遇到不随心的事情，你就离开它，到外面转一转，然后再高高兴兴地回来。不要一天到晚心急、烦躁、吵闹，那会伤了你自己的命，因烦恼病了你还得打针、吃药、花钱。所以要把这个气放下，小事不忍则成大患。

7）打坐与学婴儿

婴儿他在母亲肚子里会做什么？这个婴儿在母亲肚子还没有成胎、还没成体，他什么也不会。道祖爷一句话说的，你能不能学婴儿，修大道要学婴儿。你看一两岁的小孩你给他个玩具，他拉着跑到这跑到那可高兴了，他什么都不知道，但以后长大他就知道事情这个对那个不对，就已经远离道了。

我们打坐也是这样，把心上存在的东西洗净，把脑筋里面存在的东西完全洗掉，万缘齐放下，这样先天的真无极才开始。

8）打坐与瞌睡

有人一打坐那个瞌睡就上来了。睡觉就是个阴魔，自己睡着了还不知道，那就是真正的昏沉。如果我们去不掉昏沉，打坐都是妄打坐，因为你一打坐，自己的灵魂不知道跑到哪个国家去了。它这么一跑走，你要知道，就把身上一切的真气完全都带走了，我们的灵魂也走了。

打坐人最怕做梦，因为做一个梦比你一天干活还累。你们做梦的时候记着自己有没有呼吸？梦里面的你是没有呼吸的。

9）行走坐卧都在打坐

打坐有真坐有假坐，俗话说"行走坐卧没有离开这个"，我们要昼夜不停地在"这个"那里守着。这个就是天心。

10）打坐与其他功法

打坐的同时，一早一晚你要把金刚功、长寿功一定要练一遍。这样你先治好自己的身体，你还可以教父母练功，不管他有什么高血压、糖尿病等，也不管他得病有十年二十年，你一认真练金刚功就会治好，这是未尝尽忠先尽孝。

11）打坐其他姿势

除去上面散盘、单盘、双盘之外，还有卧式和坐式。

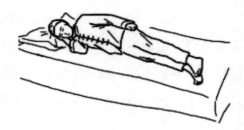

年轻男子睡觉要采用武睡方式，左手握固拳，右手枕在右耳（虎口绕耳朵），也可以相反方向，这样耳朵听得清楚，然后两条腿抻得直直的，这个武睡防止夜间阳精往外发动，可以保守阳精。

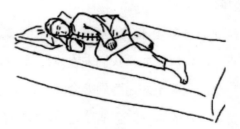

中年人采用半文半武的方式睡觉，腿一条抻着一条蜷着，一只手握固拳搭在腿上。

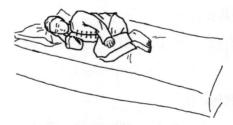

老年人要采用文睡的方式睡觉，两条腿都蜷着。

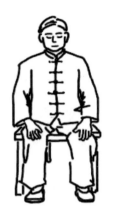

坐式除去两条腿不盘，其他与静坐一致。

3.2 《炁體源流》学习

3.2.1 《太上老君说常清静经注》第 23 章讲解

原文参见《炁體源流》第 73 页。

生死品第二十三

这个经主要讲"清静"两个字。"清"，一边三滴水儿，一边是"青"字，"青"字上边儿是一个主人，下边儿是个月亮。月亮属阴，太阳属阳，天属阳，地属阴，日月是天地的命脉和灵魂。

生死图
河图生

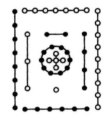

洛书死

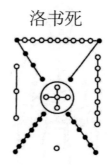

这个生死图是"河图生""洛书死"，本章单讲生死问题。一个"河"、一个"洛"，这两个字都没有离开三点儿。三点儿为水，"河"字右边是个"可"字，"可"字把那个"口"字去掉是个"丁"，丁是个阴火。丙丁属南方火，丙火生艮卦，丁火生兑卦，艮卦为少阳，兑卦为少阴。老阳不能生长了，就是少阴少阳代替生长。艮卦在人身属两个手，震卦属两个脚，那么兑卦，兑为西方为少女，在人身属于口。头属于乾阳，坤属于全身，除了头以外，一个身体有四手（两手两脚），五脏内腑全部属于坤卦，这先把天地的阴阳就分开了。

人出生先由乾卦开始，先从乾阳上开始生长。它生长出这个五行的话，金、木、水、火、土，都无形无踪，什么都没有，空空荡荡。上边儿全是无极，皇极在太空，无极属天，太极属地，一身属地，人的五脏全部都属于地。皇极上接天气，下接地气。在我们社会上，在万物之中，皇极属于人，人身是半阴半阳。

《道德经》中"道可道，非常道"，三个"道"，第一个"道"属于天，第三个"道"属于地，中间一个"道"就属于皇极，属于人了，半阴半阳。那么"可、非、常"分三个字，"可"在第一个"道"上，天上的"道"，有一个阴就是少女，属阴。"可"字，那个"丁"，丙丁属南方火，属阳，丙生艮卦，丁生兑卦。那么中间那一个"口"字是

54

真正的无极。

生死图，那是河图。凡是那个白圈圈儿都属阳、属乾、属天，黑点点儿全部属阴、属坤、属地。"一阴一阳谓之道。"

它中间是戊，外边那个黑圈圈属己，戊属阳，己属阴。那个己，就是一条守家的狗。那么四个口，上边两个口，中间一个犬，下边两个口，那就是那个"器"字。大器晚成，这个"器"就是包括五脏，就是真正的大道。那个犬，就是个狗。那么黑眼仁里头外边，还有一个黄圈圈，它就是那个黄圈圈，那个黄圈圈属己土，我们外边这个眼皮属戊土，戊土在外，己土在内。

下边这个"洛书"，它是斜着的，南北东西为四正，东南、西北、东北、西南这是四隅。四隅属阴，四正属阳。每一个生数它都有阴阳。

便遭浊辱，流浪生死。常沉苦海，永失真道。

人都是到困难的时候遭到浊辱。富贵出淫欲，这是肯定的。人有富、有钱、有东西，无形中间就生出那种淫心、欲心、妄想心。他有了钱了，没啥可以吃的了，他就想着考虑这个男女的事情。好多人不是有钱吗？如果你没有钱，你找那个女的她绝对不会答应你。这不是必然的吗？人都是有了钱生出来大祸。

饥饿生盗贼，他饿得狠了，他总不能就等着饿死啊，他总要想办法。想什么办法？去偷点儿东西啊，或者到人家屋里那么偷点儿拿点儿。一些子人在地里偷人家点儿红薯哇萝卜啊，什么能吃的东西，他就在外边儿偷嘛。所以人穷苦了，受到人的浊辱。这是那个肯定啊。

道祖爷说过，"爱河千尺浪"，人都死到爱河之中，"苦海万丈深"。人大部分都生到这个"爱"字身上，那个"爱"字，宝盖头下边儿一个"心"字，"心"字中间一刀，劈心一刀嘛，下边儿是个"友"字，是个朋友的"友"字，他这人都死到这个爱河之中。人在这个爱河里头，在这个波浪里头生生死死，逃不出来。

现在很少人修道了。一般的群众谁想着道嘛，一天到晚光为着全家的吃喝，有的人还要养活父母，现在好多人连父母都不养活了。原因是什么呢？他养活两个小孩，他本身的工资都不够，所以现在父母没人养活。我就说他们，你们的人，你谁要听了我的话，拿着父母当娃娃来养。你要真正能听我的话，把你父母老的当成你的娃娃看待。你想一想，你待你的娃娃，抱过来，高高兴兴，噢啊拍啊这样哄着笑啊那么笑，有一点儿好吃的都赶快给娃娃。那么你能把你的心，对待你父母当娃娃看待，那就是天下第一个孝子。

受辱，受欺凌了。这一句话就很难说。那么为什么受欺凌呢？我见过，那么自己的父母残废，那么自己的儿女为什么不伺候？为什么要雇个保姆？那么这个保姆是不是有钱的人？那么这个保姆擦尿、喂饭，受不受这个欺凌？你考虑考虑。所以，这个穷人受欺凌，就是这个道理。

便者，定要也。遭者，逢临也。浊者，下贱也。辱者，欺凌也。

"便"者是定要，必定。"遭"者逢临也，遭受一些东西，降临到你的跟前了。大事临头了。"浊"者就是下贱。"辱"者欺凌也，受辱骂，受欺凌。"便遭浊辱"者，是言人生在世，贪心不了。名利恩爱之中，穷人贪富贪生福，这是必然的，可是人啊贪心不了，尤其是我们修道人，我们都要扫除这个贪心，既然有贪心，必然要去取。那么种种波浪，但失陷处，必受五浊之辱也。

便遭浊辱者，是言人生在世，贪心不了，名利恩爱之中。

很多人有贪心，我们这个修道人，一定要扫除一切贪妄。

便是烦恼忧愁，种种波涛，但失陷处，必受五浊之辱也。

但你困难的时候，必然受这个五浊的浊辱。那么有钱的人费脑筋，他办工厂，也要费心血；没有钱的人，在家的话，出去打工啊，也是黑明昼夜劳累，也要受苦。这就是脑力有劲，能养活千口万口；肩担有劲，只能养活三口五口。

我们修大道与社会上不同。社会上要用心用力，我们修道不需要，大道不需要用心用力。原因在哪里？那么丘祖爷的大徒弟李道纯，他说：用心用力枉大功，不用心力道自成。你考虑考虑。

流者沉下也，浪者事叠也。

人在社会上你过到幸福的生活，还感觉罢了。有时候你过到不幸福的生活，那你要受到很多的苦恼哇。

生者河图也，死者洛书也。流浪生死者，言人在世，迷于酒色财气。

富人家你当他赚两个钱也不容易，他得用脑力，用他的经济流转赚钱。我们一般穷苦人呢？要给人家打工，你黑明昼夜不得安然。这么受到这种苦苦恼恼的也就是这。

这"酒色财气"这四个字，八仙里头有曹国舅是富家出身。那么韩湘子说：酒是穿肠毒药，色是刮骨钢刀，财是下山猛虎，气是惹祸根苗。那一点儿个小气不忍，就会生出来大事。我就说的这个一点儿个小气呀你一定要忍。你受一点儿亏无所谓的。

不知生从何来，死从何去。

我们生从哪里来的，死从哪里去，我在江西龙虎山都讲一个"火"字，我说我们人生从"火"里生，死还从"火"里死。我们生从这来的，死还从这里去。

夫生仙生人之道者，河图而已矣。

生天生人生万物之道是河图。

人生之初，秉父母之元气。

很多人把妇女的产门当生门了，错上加错。"秉父母之元气"，有些人糊里糊涂、马马虎虎读过去了。受父母的元气先结成一颗灵明的宝珠，先结一颗宝珠。祖师爷讲的道里头都离不了这个明珠。斗姆爷那么前两句，"西天竺国，大智光中，真空妙相法王师，无上玄元天母主，金光烁处，日月潜辉，宝杵（珠）旋时，鬼神失色。"最后的一句就是一颗宝珠，我们生就是先生这一颗灵珠，这一颗灵珠你记住就是无极。无极，道是什么？道就是无极，无极是大道。

这一颗明珠就是左眼的眼仁。好多人在子时到来的时候，都是捏住鼻子往上吸。实际上吸不上去是你的福，如果你吸上去了，那你这个病就不好治了。因为我曾经吸上去过，最后得病，先化成黄水从鼻子往外流，最后化成了臭气难闻的黄脓。不过我自己会治病，自己治了一年多才改过来。

那么吸不是用这个鼻子吸，也不是用舌顶上腭，用什么？就用这一颗珠。"一粒火珠入海底，炼干了四海的大水。"就这一颗如豆子那么大的一颗小珠，它入到海底，烧得龙王躲都躲不及，把四海的大水全部炼干，是用它来吸。

是用那一颗宝珠，那个宝珠是谁啊？前面我们也说了，守观世音。"静守观世音，倒卷黄河上昆仑。"那你只要在那一静，万法归于静嘛。那么你一动，从哪儿来的？动从静中来的。那么清，是从浊中起来的。那么你动，是从我这个静中，那你只要在这儿一静，静不了一个小时，马上天气自动。

它一动，你就用你的静，在那个地方静，一静，那一颗宝珠就像神光，就像你们现在的照相机，你拿着往那里一照，就把一切的东西都往上吸收到你这里头来了。

而结一颗明珠，名曰无极，得父母之精血，名曰太极。

那一颗珠子，就是无极，无极在天地以前。

看，一个无极跟太极，这就说明了。实际上《道德经》，"道"就是无极，"德"就是太极。得父母的精血，人才生后天的五脏，先天的五行生无极，后天的五脏生太极。太极属于后天。

壬生南方离卦，南方离卦是壬，那么癸水生北方坎卦。那么壬癸和坎离两个对起来。坎离不是心或肾，天地让位，坎离当家。

天一生壬水，在上生左眼瞳仁，在下而生膀胱。

那个壬属阳，癸属阴，壬属白虎，癸属青龙，壬卦生南方离，癸水生北方坎，这就把壬癸分成南北了。南方虽然说是汞，汞是妇女的血，铅是男子精，铅谓之精，汞谓之血。这把精血一分，这就把男女也分了。这一颗明珠，刚才我就给你说了，那就是左眼的眼仁。黑眼珠里有一个黄眼珠，黄眼珠里头有一点清清晃晃的水，那就是壬水。

膀胱属阳，左眼属阳。脏属阴，腑属阳。它有出去的东西，没有进来的东西。

地二生丁火，在上生右眼角，在下而生心。

丁火属阴，丙火属阳，生右边儿这个眼睛眼角儿，天七生左眼眼角儿，先生心脏，因为它这心脏属火，左眼属水，壬水。

天一生水，地二生火，那么水火既济嘛。有水就有火，那么左眼眼仁属水，右眼眼角属火，水火两个东西。为什么先讲这一卦？先叫你知道天在哪里，地在哪里。天是左眼，左边，地是右眼，右边。你不要说天在上边，地在下边。

天三生甲木，在上生左眼黑珠，在下而生胆。

甲乙东方木嘛，甲乙，甲木属艮，乙木属巽，甲木生八卦，先生乾，甲木生乾父，乙木生老母。十天干生出八卦，五行生八卦嘛。我们中间那个瞳仁属里边儿，那么左眼的那个大黑球儿属木。肝属阴，胆属阳。

地四生辛金，在上生右眼白珠，在下而生肺。

庚辛是西方金，庚属阳，辛属阴。右眼每一个东西都属阴。天属阳，地属阴，左眼在天，右眼在地。我们那个黑眼珠儿外边儿，还有白眼球儿，白眼球儿属庚金，属金。辛金属阴。白眼球属肺。

天五生戊土，在上生左眼眼皮，在下而生胃。

戊土属阳，那个外眼皮包括五行在内。胃属腑，腑属阳，脾属阴。这个左眼眼皮可不是外面这个眼皮，外面这个眼皮属于全身的脾脏，而是包裹眼珠的那点白皮，所以说土包万物土生万物，它是包藏这个五行不得到的地方。那么戊土属阳己土属阴，外土是活的，它一会到这一会到那，它实用，我们的心属于真意，心动意随，意动神往，意不动神没地方去，那么意一动这个意志朝那里边一想，它这个神马上就到，心动意不动，我心里想做啥做啥，但你这个意不思索它这个神不走。我们那个元神它一共十六两一斤，四年消一两，六十四年这一灯油全部消完。我们的人身减寿在哪里？我们人一天吃的这个五谷，这个五谷里面只能生出来一两精血，但你今天就要用二两或三两，那你吃的五谷只能生产一两，缺乏的一两二两怎么办？那就要拿出来库房本身存的这个东西，生我们的这个库房还有多少存资就拿出来往上补，今天补一些明天补一些，补到最后那我们库房存的东西已经没有了，那你每天还要用这么多，那你用到最后，最后连灯带油油干了全部要烧化。所以我们人死就从这里死的，我们用得多收入来得少，你收入的经济不够你每天的支配，就要拿你的本钱来支配，是这个道理。

三焦、胆、胃、小肠、大肠、膀胱这六腑属阳，心肝脾肺肾这五脏属阴，那么有六腑，三焦不属于脏属于腑，所以五脏六腑是从这来的。

天地一让位后天就当家，我们先天的元神不当家了，元神原来在心，等我们生下来以后，嚯的一声，那么天破生到后天，那么离卦当家，一生下来那么小孩哇地一哭，投胎的鬼魂就趁着它一吸气从头顶入了心脏，它入了心脏，投胎的鬼魂把心脏一占，元神不当家了，元神居目，元神经常在眼上住着，识神居下心，白天识神也加入到眼睛里了，到夜晚入肝做梦它是胡乱跑，所以我们现在开始炼也是炼的识神，识神当家着的，我们要动想这想那都是识神作怪，都是魄气。如同我们这个手，这边是识神另一边是元神，它一翻过来就是元神再一翻就成识神了。识神一静就是元神，元神一动就是识神，元神和识神来回倒腾。

前五个月属阳后五个月属阴，前半月属阳后半月属阴。那么左眼属阳从里往外生，右眼属阴从外往里生，它是生的不同，时间不同。当然每个月天一先生壬水先生左眼瞳人，那么第二它是丁火从外面生，第四生庚金，先生白眼球，它是从外边往里头生的往中间生，天是从中间往外生，就是这个样子分别的。所以人生都不知道，你看这个鱼和那个水里头青蛙，青蛙在水里头放一个一个籽连着，就像一个个黏的小包包，里头先有一个小黑点。凡是有眼睛的东西都有佛性，不光人，动物都看着呢，你看看咬人的小蚊子跟针尖一样，你可以知道它的眼睛多大一点嘛。

地六成癸水，在上生右眼瞳仁，在下而生肾。

用成字而不是生，一生一成，一出一存。两个瞳仁不是一起生的。第一个月一日至七日，前七天属阳，生左眼瞳仁。第六个月十七日至二十四日这八天属阴，少阴，生右眼瞳仁。少阳对少阴，一个八天，一个七天。两个大肾，壬水是左肾，癸水是右肾。

天七成丙火，在上生左眼角，在下而生小肠。

地二是丁火，天七是丙火。丙丁火，丙火属阳，丁火属阴。两个眼角属火。人好好的，你把眼睛一揉一揉，一会儿揉得马上眼睛起火，长眼屎。

地八成乙木，在上生右眼黑珠，在下而生肝。

天三是甲木属阳，地八乙木属阴。甲木在上生左眼黑珠，在下而生胆；乙木在上生右眼黑珠，在下生肝。两个黑珠都是属木，肝是阴，胆是阳。

天九成庚金，在上生左眼白珠，在下生大肠。

地四辛金，天九庚金。大肠属腑，它不属脏。

地十成己土，在上生右眼眼皮，在下生脾。

脾是周身的体脏之王，天地之大器，大器晚成。四个口加一个犬，犬属土，是己土，不是戊土。

由此而生五脏，由此而生六腑。

上边只说了五脏五腑，另一个腑是哪个？三焦不归脏。八部金刚功第一部，两手插顶利三焦嘛。上焦从心脏到上，到头、到手尖为上焦。从心脏到肚脐，中间这为中焦。肚脐到下、到脚为下焦。三焦归于六腑，不归脏。

以至周身三百六十五骨节，八万四千毫毛孔窍，莫不由河图而生

之也。生凡如此，生圣亦如此也。夫人死之由洛书而已矣。从先天之河图以变后天之洛书，又从洛书中央土去克北方水，则肾亏矣；北方水去克南方火，则心亏矣；南方火，去克西方金，则肺亏矣；西方金，去克东方木，则肝亏矣；东方木，去克中央土，则脾亏矣。五脏一亏，以至六腑百体，俱皆衰矣，不死有何待哉？

人死从洛书上找，原因在哪呢？为什么年老人眼睛花，耳朵聋，牙落，头发白？为什么现在老人都得高血压？那个高血压是普通的东西，每一个人都到老年的话，都要有高血压、糖尿病。那么你吃药的话，你只要吃西药，从今天开始你一直吃到老死为止，那么你一天不吃血压又高了。

那为什么这个八部金刚能治高血压、糖尿病？奇经八脉最重要要紧的就是那一道冲脉。人背后有督脉，前面有任脉，中间是一道冲脉，上下直冲。冲脉和带脉相连，带脉在这一周围，上边有阴维脉、阳维脉，下边有阴跷脉、阳跷脉，有督脉、任脉，一共八个脉络。那么八个脉络内炼，内炼可以成仙得道，可以超脱了死；那么外炼，可以健康祛病，延年长寿。张紫阳研究的八脉，那么白玉蟾把这八个脉络又加到外边，外边加了八个动作，八个动作就代表人身上八个脉络。那么你不管哪儿有病，你把这个八个脉络八个气结凝结在一起，你跟病打，只要在你身上的病，把它一定能打出去。那打出去很明显，有时候你没有病，好像没有病，你一练，哎呀，这个病就起来了，那你就继续打，你不要停。我们用药也是这样子。

洛书的意思，大家都知道五行相克，顺者为生，逆者为死，那么从中央土，去克北方水，那么北方受害。在天上有五星，在地下有五方。那就北方受害，北方有灾。那么水去克南方火，是南方有灾，心上有病，那是一定的。那么五行相克，五脏五行都要受亏，所以身上一受亏，那你必然有病。

国家有君主没有大臣，很多是大臣死了君王才死，你看那个保国的大臣他先保着主公他先死到头里，他死了以后主公才死。脾脏不死心脏不能死，那个猪呀牛呀心上有一层黄黄的白白的油，那就是脾脏，心一动，脾脏为大臣，先保护心脏。任何一个神，都是父母生的，它不是天生的，天生的是谁？就是老君、三清，老君一气化三清，三清每一清都有三气，原因在哪里？我们修大道一共是九层，老君爷管三层，灵宝天君管三层，元始天尊管三层，一共九层的转移，那么有七环九转，它不是说让你转圈这样转动九次，左生36右生24，从子到巳是6个时辰，抛过卯时不用，卯时是生死之地在那里也不能前进也不能后退，书上都讲沐浴，沐浴就是洗心，把这个心洗得净净的不要跑，"道也者，须臾不可离，可离非道者"，不管哪个祖师爷都说，"大道不离目前，离目前谈玄说道，都是背道而驰"，你离开目前就离道太远了。

"秘密"第一个"秘"是火字边加个必字，第二个"密"是宝盖加个必字和山，宝盖加个八字是个"穴"字，宝盖头加必字加山字，怪不得祖师爷让守山根，吕祖爷就说"退藏密地为常寂"，要想常清常静，必然要在这个密字上、要退藏到密的地位。前几天夜里看到"固守山根"，这个密字下面有个山字。我叫你写那个鼻子的鼻字，上面是个自己的自字，就是我，下面就是个田字，那个田字是什么？那就是神所住的地方，多清楚啊，为什么人家要守山根？吕祖爷为什么要守在两个的中间？有些人说炼精化气、炼气化神怎么着，我问他拿什么炼？我们就是慢慢地炼它，怎么炼？你们女的例假来5天，第一天、第二天不要动，第三天最后了尾的时间再下功夫，你炼早了药苗不老刚生，如同庄稼苗还没结出来须须的你就给它采掉了。过了第四天、第五天药苗老了也不行不结丹。就在第三天最后的半天下功夫打坐。男炼白虎女斩赤龙降尾，我们白虎要降头，不等它消失，等它涨旺，就像蛇，你不要降头等它头往前走出去了，你抓住尾巴它头拐不回来，你把尾巴一动它的头呼呼叫就上来了。

此死彼生，如波浪一般，故曰：流浪生死也。常沉苦海者，言酒色财气，为四大苦海，若不扫除，焉能不沉苦海者哉？永失真道者，因迷昧四字，常沉苦海，连人身难保，何能言道？岂不永失真道矣！深可叹哉！

这句话就是说，不要说人，飞禽走兽，蝼蚁蛇虫，公母蜜蜂一交，要不了一会，公蜂就不能动了，就一点一点饿死了。那么它为什么要交呢？母蜜蜂前面飞，一群蜜蜂后面追，最勇敢最快的那个蜂撵上它，跟它一交后就不能动了，慢慢饿死。我看到过飞蚁，我们庙院夜里多得很，噗噗通通落到地上，我一看凡是落到地上的都是两个蚂蚁在一起抱着呢，它是飞着交，与其他的不同。所以人身、阴阳都是一个道理。

长生大帝诗曰：识破河图早下功，还原返本一真宗。但能钻出洛书网，寿比南山一样同。

薛道光诗曰：苦劝人修不肯修，常沉苦海为何由。百年富贵电光灼，口气不来万事休。

薛道光是南五祖第三祖，百年的富贵就和闪电差不多，哗的一下就过去了，这个电光，还明一下子黑一会儿，有一个人就说如同石中之火，那火的光焰就像那个石头，那么一碰，啪，就那么一点点光，那比电光还快，如同电光灼。一口气不来什么东西都了了。

翠虚真人诗曰：老君清静度人经，指出身中日月星。生死死生由自主，佛仙仙佛在心灵。

翠虚真人解说星星是金，木是太空中的风，雷是天上的土。我解释的是日属火，月属水，星属土，天上的银河属金，天上的木是蓝天，这是天上的五行。地下的五行：山属火，海属水，金银铜铁石都属金，山上的石头也是金，所有的草、树木都属于木，土就是地。地是属于黄色嘛。黄色是正色，属土。黄是中央戊己土，这个地属土。这是地下的五行。

天和地相接八万四千里，我们人身上的天和地相差八寸四分。人身上边，上焦属阳，在天。下焦属阴，在地。中焦就是属于大气。人身上有三个地方，上有九，下有九，至九九和中洲，这是三个大九。

常人生不由我，死由我。修道的人，生也由我，死也由我。修仙修佛它是在乎个人的心，个人的心能掌握了脱生死。人的生死死生，都在乎一个心。为什么？心为火本，心为道宗，作恶作祸，也是在心，成仙成佛，也在心。就看你这颗心怎么用。但"心"究竟是哪个心？谁都不知道这个"心"不是人心的心，是另外一个天心的心。人心是后天的识神掌握，先天的元神已经离开心位了，它不在心位，他在天上的那个位置上。我们修炼，就先修这个。吕祖爷说："有元神在，就是无极。"只要人能保护无极，就可以超脱生死，超脱阴阳，不在三界之中。但人要保护元神，识神由心掌握，元神由天上的心掌握，它们不在一个位。西游记上有真假悟空，那就是讲的一个元神，一个识神。

为什么先给你们讲的这一章生死图？我们就是一个生一个死。有生必有死，这是一般普通人。我们要想修道，练长生，先练养身之法，养身只是暂时地能把身体保养住，然后修炼，修真炼性。性是我们先天的元神，命就是先天的真炁。

修真是什么事呢？天一生壬水，人身上有两个肾脏，左肾为壬水，右肾为癸水，左肾为白虎，右肾为青龙。男降白虎，女斩赤龙。怎么能不死？怎么能延生下去？

现在都兴先炼金丹，再炼成道胎，炼成道胎以后再出神，出神以后再把道胎全部要炼化，还要重新炼。而我们从心这儿开始的话，只要把心里一切东西洗净，修成就走了，不用面壁九年、乳哺三年了。

人都知道生死，不知道不死生。大家练好金刚功，保持你们的身体健康、祛病，然后再慢慢地朝长生的目的上走。

"生"字上面是个卧着睡着的一个人，把人字去掉，就剩一个"土字"。我们人出生的时候，就在妈妈怀里头，那是大物质土，是真土。这个土在丹经书上又称为媒婆，它把婴儿姹女、婴男婴女引在一起，叫它们和合、阴阳配合。

社会上，男女配合就生儿养女。那么，我们本身上的阴阳配合，你说它生什么？我们本身上有阴有阳嘛。撮合本身上阴阳的就是中间这个戊土。己土是固定、不动的，它保守这个地方。而戊土把一切的东西引诱来，跟这个己土以戊就己，两个土合到一起是一个圭。比如《性命圭旨》一书，就是两真土合在一起，上面那个阳土，戊土，就是性，己土就是命。在先天，阴阳不分、五脏五行的气不分，这就是一个小孩，在他母亲肚里开始出生，性命归真土。先天百字碑讲："父母未生前，与母共相连。无情作有情，虚灵彻洞天。昼夜母呼吸，往来通我玄。十月胎在腹，能动不能言。剪断脐带子，一点落根源。性命归真土，此处觅真铅。"而人一剪断脐带子出生后，人都迷了。"本来真面目，就在此中参。"本来的面目就在这个地方参悟了，这就是我们的性命，归到这个土上了。这个生，我们出生的时候，就在母腹肚里这个大雾之中，在先天之中，不是在母亲的肚里坐着哩，它是在那个大气上坐着。

而"死"字，上面是"一"道，这一道归于坤。上下竖着一道是天，横着一道是地。乾为天，坤为地。乾为老父，坤为老母。我们是在母亲肚里，在这块儿。那么"夕"字上半边是个"力"字，把这个"夕"字立起来、站起来，这个"力"又是个"刀"，刀圭嘛，不出头儿就是刀。那么加上这"一"道，加上这一"、"，看"夕"里有这一点儿，我们死的时候，就是这一点儿从下元走了。人死的时候，有德行的人从上头走；从这七窍中，不定从哪个里头走出去了。作恶的人是从下元走，不是从大便走，就是从小便；人到死的时候，不是尿了一大泡，就是把了一大泡；他跟着那一泡粪出去了。"匕"是这个人死了，这是一个化，化生的化，他是半面。"匕"是戊己的己的最后一道，这么一"乚"是生的那个刀字。你们看那个金钱的"錢"字，左半边是金银的金，右半边是两个"戈"，"干戈"的"戈"。戈就是过去杀人的东西，戈把他分开，八个大将守住那个金，你也夺，他也夺，都在那儿保守那个金。八个人往那里呢。过去凡使棍的人力量都大，使锤的人力量都大。那"、"就是锤，这"一"就是个棍，那么这一"乚"是过去的钩镰枪，"丿"是刀。一个戈四个大将，两个戈就是八个人守着一个"金"字。你看看，为这个金银伤命的人多。

人的生死，如果人不贪，死得就慢一点儿。人贪心过度，贪心不了，人不知足嘛，多了还多，多了还多，一天劳烦着自己的生命，劳烦地厉害。

我今天就说我们就是拿我们的命跟阎王老子对抗。我们拿什么对抗呢？就是拿我本身上的这个东西。老君爷说过："斗柄在我。我命在我不在天。"我只要能掌握那个斗柄，掌握那个北斗紫微星，我能把他掌握住。北斗上边有两个星星，本当正中间啊；南斗六个，北斗七个，东斗三个，西斗四个，中斗五个。中斗五个就是南、北、东、西、中间一个。我们现在就是在中间那一个，性命的话都在中间这一个。有元神在，就是无极，人能保护无极，可以超出阴阳之外，不在五行之中。

太极图不是一个阴眼一个阳眼吗？那就是一个阴鱼一个阳鱼。太极这两个眼睛，两个眼睛就是阴阳，从阴阳生四象，四象生八卦，拐过来生五行。

阴气和阳气碰到一起，结一个大空洞。道一生天地，把天地生下来，天地才生万物，我们从这个天地里头才生长。我们身上的天地，父亲为乾阳、为天，母亲为坤、为地。我们是受到父母的天地阴阳气，先结一个大胎，先结一个大包。大包开始什么？就是先坐那一点儿，就是先有那一点儿；然后有混沌的大空气；最后呢，兜住这个父精母血；来到以后，就在这个空洞气里头存在。

生小孩，怎么坐胎？先坐那一点儿，就是先坐左眼那么一个瞳仁。我们生也是从那里生，死也从那死。然后得父母的精血，才成后天的五脏，长骨、长肉、长五脏。第一个月先长什么，第二个月长什么，前面大概的说出来了。

你先知道这个一点儿，这就是太极。有了太极就没有无极了，那个太极就在无极里头涵养着哩，一转就是无极，一转就是太极。

为什么这上面有父母先天的元炁，结一颗灵明宝珠？这就是大海一盏灯啊！他为什么又叫九曲黄河？又叫华池？海中水？他比喻太多了。在天上炼，就是金鼎；在地下炼，就是玉炉。金鼎玉炉就是一个神一个气。

现在流行的炼法是到后天里去，把先天的阴阳炁都完全归于地，炼成道胎，一步步上到最高的三层，把后天的东西全部要炼化，这样才能回到先天里头。

而我们现在就从这颗灵明宝珠中间炼，老君爷说：天下人都寻我，我不在天中，我也不在地中，我在天地之间天地交合的地方。大家见过两个套着环的乾坤圈阴阳镯，左边是阳，为天，右边是阴，为地，我不在天中，也不在地中，我就在天地的中间（指两个环相交的地方），天心。

3.2.2《太乙金华宗旨》讲解

原文：参见《炁體源流》第149页到181页。

3.2.2.1 第一讲　序

谭长真真人云：圣真无日不在世度人，圣真就是过去说的古代的圣人、真人，都在世间度人、在社会上度人。

究竟何曾度得一人，亦世人能自度耳。世间人都不能自己掌握这个，为什么他不能自度？他都不听不信别人的介绍、别人的见解。

若世人与圣真性量有增减分毫，便是度不去。因为那个圣真的性量是普度众生，但有些人不相信，或者半信半疑，他就度不走。

圣祖初发愿度众生，道祖就说要普度众生。

已要度尽，百千万亿劫无量众生，度此七人（非七人也，即七如来）。道家度了七真，释迦佛就度了七佛。

卢遮那无量法身也，诸子不离凡夫地，不管佛教也好，道教也好，我们修真的人，总的来说，离开凡身都不能修道。离开凡身，虽然凡身是后天的，那么离了后天，神、气、元精、元神没有地方躲藏。那么人没了这个身体，都成了阴魂鬼宿，那么修行就麻烦了。

何以即与古佛同尊，既然我们跟古代的仙佛都是同生，**子辈原无信不及，所以圣祖当下即度得去**。那么我们只要是相信，佛也好，道也好，只要我们相信它们没有可疑的地方，那祖师当时就可以度走。

若有一毫信不及，千生难免轮回也。信不足的话，千生难免轮回。**自古圣贤，千言万语，无非要人识得性光**。从古到今，圣贤、真人、佛祖，千言万语、千卷书、万卷经典，说一千道一万，无非要人识得性光。

通天彻地，古今圣凡一齐透过，无少等待，无不完成。所谓尽性者，尽此。所谓至命者，至此。我们炼命也就是炼的这个东西。什么东西？就是性光。**采药者，采此**。我们有些人采药，药不是有形之物，不是后天的东西，不是精气神，你们要记住！采药者，就是采这个。**修证者，修证此而已**。修成佛，修成仙，修成圣贤，就是修的这个东西，再没有第二个。

我（指张至顺道长，下同）就从这几句话，我心里猛然间明白了，把一切的书都明白了，就从这个地方开悟。我赶快把这个书放下，就是烧上香，给谭祖爷磕了九个头。那现在我跟你们说，那些其他讲修这修那的都是假的，因为那些东西都是比喻。

张三丰真人原序里写到**道也者，时焉而已**，他在一个序言里头说了七个时，那个时，是天生之时、玄窍开动之时、玄关发动的那个时辰，它是炼时。最后的**太乙之可言乎。故曰，道也者，时焉而已矣**。这七个时间，我好好考虑了：从开始从时上开始，那个时是真时、是半夜，不是几点几分十二点那个时，是人身上阴阳发动天真所指的那个时，这样加上开始到结尾的时，一共有九个时。这九个时就是说三个地方的东西：寅初，有三个时，精动是后天的精，是寅时之精、阴精，它最容易作怪，如果它一归到先天那个精里头，就和先天精一动，直接打到人的太空，再跟人的太空里那个真神一结合，那么真神就从人的太空里头一转变，呼呼叫着下到人的地下，进入人的肾脏，通过肾脏有一个类似发电机的东西（它是肚脐下边一点儿一个圆点点，如果你一按，就会全身麻木、全身疼痛），再通过后面紧接着两个肾以及背后骨骼里的骨髓，直接再打回人的太空，跟脑髓结合。精从心脏背后，直接进入骨髓，往上通脑海，往下通肾脏。我们要想长生，就要补精，如果你失去的精多于你补充的精，那人只有一天一天地死亡了。

王天君原序最后两句话**亦何待雷露风霆，惟是广生大生以各正性命于两间可耳**，"两"字就是"坐"字上下颠倒，那个坐字是两个人在土上，生我们的时候，我们就在土上坐着的，土上是真意，是大气。我们不是坐在生身母亲的骨头上，是在大气中间那个母亲气上坐着的。这个坐字就如同是天心，我们要在"两"字中间下功夫。

3.2.2.2 第二讲　天心第一

"天"字中心里面有个"人"字：一道属阳，两道属阴，一道为天，两道为地，这个人就在天地的中间。天字里面还有个"火"字，把上边一道去掉，把下面这一道裂开，就是个"火"字。

所谓天心第一，这个一字，就是心字中间那一点，神是一，一生二，那两点是炁，这两点炁再生三，就是精，精再生九，九生万物。

天心是天中之阳，心字两边两点是太阴太阳，是天地的日月光华，天一生左眼仁，地六生右眼仁，那么你们记住，成仙得道就是靠这两个东西，没有第二个东西：它们就是性和光，都在光之内藏着，没有光你什么都没有了。这个光的来源就是后天的真气，如果后天没有气，光也不存在了。

吕祖曰，曰就是说，曰字是口字里面有一点，口就是万国之门，也是天地的一个门户。那么口字里头那一点就是纯阳之祖，就是那个曰字那个说话的那个东西。**自然曰道**，自然，就说的道法自然，道就是先天的真气。道字把这个走之旁去掉是个首字，首字上边是两点一横，一横就是混元、乾元、太极，里面有两点，太极一开就是一横，两点就是日月，把上面点去掉一个，就是自己的自。自就是我，我就是我自己，那个让你说话、做动作的人。自字里面包含日月两个字。首字又包含在身体的身字里面。没有日月你就没有你自己的这个身，这个身不是指这个肉身，肉身是外身，这个"自"是内身，是身体内里面那个真人的身体。为什么它能藏到身体里头？这个身体里已经包括了万有了。这个身是后天就是现在这个身体。天字中的人字，它是无形中的一个人，没有形象、没有外形、没有声音、没有眼睛，什么状况都没有。

"然"字这边是犬字、月亮的月字，底下是四点，四点是这个火，三点为水。所以这个然字，他们叫"火烧狗肉"。那个月字，月藏万水啊，月亮里头包四个大海，太阳光照到月亮上的大海里头，月光才能产生万物。我们人身上也有四大海，如果日光能把这四海的水全部都能吸收上来，也都能炼出东西实现成仙得道的目标。底下的火能炼水，而水和火必须找到这个犬，犬属土，土包万物，土是无形之土，土是万物之疡，土把水和火都包在一起了。牛土属阳，犬土属阴，这是阴阳二土。这个然字是一个月光含万水，最后有烈火加到水底下，但有这个犬土来包括日月水火，我们就在日月水火中间下功夫。

道无名相，一性而已，一元神而已，道没有什么名字，一性而已，天心第一，就是一性而已，一元神而已。

性命不可见，寄之天光。那么性命见不到，你可以见到天上那个光，天谷穴主人就是谷神，谷神不死，乃为天地之根，天地之根乃是万物之母。光字里头有火，没有火就没有光。

天光不可见，寄之两目。天光有时候他不明说，你也见不了。天光你见不了，两个目你还能看见吧。以眼看眼，以耳听耳，不知不觉，大事成功。要把心放空，万物都放下。

古来仙真，皆口口相传，传一得一，从古到今，都是口口相传，不记文字。

太上化现，东华递传，《太清元道经》是从葛仙翁传出来的，葛仙翁说我过去接受的是东华帝君传出来的，东华帝君说我是从金阙帝君传来的，金阙帝君说我受西王母传来的，西王母才口口传下来这个大道。

全真可为极盛，盛者盛其徒众，衰者衰于心传，以至今日泛滥极矣，凌替极矣，极则返。再过一百代道是绝对不会消灭的。道祖爷都在世，天上的神仙，吕祖爷都在社会上度人呢，观音菩萨、王母，都在社会上度人。

故昔日有许祖垂慈普度，特立教外别传之旨，接引上根。许祖不传教外的人，我知道好多真人都是在家修道而得道成道的，所以我把这个大道先传给你们这些有德行的人。

闻者千劫难逢，受者一时法会。大家相聚也是有缘分的。

皆当仰体许祖心。我们现在都要感谢许旌阳许祖。许祖修道是73岁才开始入道的，他看到老鹿为了救被箭射中的小鹿，去舔小鹿身上出来的血，结果老鹿的肝和肠子都被弄坏而死亡，许真人深受感动而入道。

先于人伦日用间立定脚根，方可修真悟性。我已经考虑了20年这个"人伦日用间"，到底是在心还是在两个眼睛？这个人每天都要靠两个眼睛，眼睛再返回到心内，心内才出主意。在人伦日用间，人白天就是用两个眼睛，白天这个识神住在眼睛里，夜晚就住到肝脏里，住肝脏做梦，日夜耗散。

立定脚跟方可修真悟性，我奉勅为度师。原来叫"太乙宗旨"，后来吕祖爷下来传这个宗旨，又加了两个金华，后来就叫作"太乙金华宗旨"。

今以太乙金华宗旨发明，然后细为开说，太乙者无上之谓。太乙是先天的最高的一个人，太乙真人含着先天的真水。

丹诀甚多，总假有为而臻无为，非一超直入之旨。我们开始练功，都是有为的，用真意来意想这意想那都是错的。这里的有为是先天的真意那个为，不是后天的心来作为。识神用心是后天的东西，先天真意不用而自用。

我传宗旨，直提性功，不落第二法门。这个"妙"指元神里面那个真人，那个人是兑女，兑为少阴，这个天光里头就是少女当家。

金华即金光，金华就是光。光是何色，这个光是什么颜色呢？**取象於金华，**这个光就跟金子发出的那个光一样。

亦秘一光字在内。最秘密最隐秘最不能说的东西，都在这个光里头。

是天仙太乙之真炁水乡铅只一味者此也。这个光就是先天太乙之真气，比喻成水中的真铅。它是水中发动这个先天之真气，精华里头生长出来的铅。铅在水中生，龙在火里盘。龙就是先天的真性，铅，那个光那个命，就是先天那个一点真铅之光。

回光之功全用逆法，注想天心，天心居日月中。光往外看为离，往内看为坎。注就是安稳不动，"注"字三点水，三点水属心，心脏就是说的那个天心。注的这边是主，去掉主那一点是个王字，这个王是万法之王，要知道我们修来修去就是要掌握那个王字。那个王字中间有一个十字，那个十字就是天地结合和交换的地方。如果把上下一道去掉，王就变成三字，"三"字就是乾卦。"想"字这边是一个木字，木字下边是个人字，一横是地，一竖是天，天地交换的中间有一个人字，任何人都不能离开天地人，天地人在我们人身上就是精气神。这个"目"字不离母，在"母"字中间。我们人只要日夜不停不间断注想天心，到时候身上就会自动发生很大的变化。

天心居日月中，天心的位置在日月的中间。左眼为日右眼为月，这是眼目，还有耳目，这个中间指耳目跟眼目两个目的中间。

《黄庭经》云，《黄庭经》有内黄庭经，有外黄庭经，**寸田尺宅可治生，尺宅面也。**这一寸之田在面上！**面上寸田非天心而何？**光是青龙之田、白虎之宅，俗话说"七尺的身不如一尺的面，一尺的面不如三寸的鼻，三寸之鼻不如一点心"，这一点心就是刚才说的"主"人上边那一点，就是说的中间那一点。

方寸中具有郁罗萧台之胜，玉京丹阙之奇，这个玉就是老君爷住的地方，藏有万宝。玉京是元始天尊住的地方，这个地方有我们炼的金丹宝玉。

乃至虚至灵之神所注。最高最灵的一个神在这里住。**儒曰虚中，**儒家把天心叫作虚中，**释曰灵台，**释家说的是灵台，**道曰祖土，**道家称之为我们祖先住过的土地。**曰黄庭，曰玄关，曰先天窍。**天心也称为先天窍、玄关、黄庭，光、主人在天心。

盖天心犹宅舍一般，天心就像这个房子一般，万仙万佛都是从这个房子出来的。

光乃主人翁也。这个光就是这个房子的一个主人。

故一回光则周身之气皆上朝，这里面讲的是回光具有的能力。光回祖窍万神安，神不动气不移。光回到这个祖先居住的地方做主人，周身的气都往上来。

如盛王定都立极执玉帛于万国，这个光就像君王一样传下御旨，天下皆听命于他。**又如主人精明，奴婢自然俸命。**主人精明理智，奴婢不敢欺。

诸子只去回光（凝结）便是无上妙谛。光易动而难定，回之既久，此光凝结，即是自然法身。这个光铺天盖地照到我们身上，把我们本身上的邪气、病气、杂气全部都固定住，精气向上和回光凝结起来，就会生出另外一个身体。

金华即金丹，神明变化各师于心。金华就是金丹，口吞日月的口是指"鼎"，日月入到金鼎才炼成金丹。把后天的气、精炼在一起生成阴丹，阴丹还要继续炼成道胎，道胎继续炼才能变成金丹。如果从最上一层开始炼金丹，就不必从后天的精气神开始炼，你上面炼好金丹的话也自然炼了后天的精气神。

此中妙诀虽不差毫米然而甚活，全要聪明又须沉静，非极聪明人行不得，非极沉静人守不得。我们打坐的时候一定要保持清静，你的心越静，你的神就越灵。

3.2.2.3 第三讲　元神识神第二

元神是父母刚一生我们、还没生我们身体以前只有那么一点，在中心，就是心字里头那个中心那一点。那么识神是小孩子降生的时候，他先天的气不通了，后天的气一通他就哇地一声哭，他一吸气，那个识神就从头顶囟门进入到心脏。识神居心，元神居目。天亮后人一醒，这个识神就跑到眼睛里面去了，用于处理一天到晚的社会上的事情，它跟着社会上的事情而变化，虽然人的聪明智慧靠元神，但是元神不当家。等到夜晚，识神又住到肝脏，让人做梦，做梦很伤身体，因为做梦的时候识神把浑身上的精华全部带走了，所以有些人做梦醒了以后非常疲累。

吕祖曰，天地视人如蜉蝣，天地看人就当作下雨水里的泡泡。

大道视天地亦泡影，大道看天地也当它是一个泡沫影子。

惟元神真性则超元会而上之，这里提第一节的元神真性。

其精气则随天地而败坏矣。这里天地指的是人身上的天地，人的精气昼夜消耗，消耗到最后就没有了。

然有元神在即无极也，有元神在的地方就是先天无极。

生天生地皆由此矣。元神真性可以生天生地。

学人但能护元神，则超生在阴阳外，不在三界中。此见性方可，所谓本来面目是也。学人指修道人。只有这个元神真性可以帮助修道人超脱人本身上的阴阳之外，即能逃脱我们的身体。三界指地界、天界、人伦界，也是地、天、太空。本性就是本来的面目，指生我们的那个面目。吕祖《先天百字碑》讲到"父母未生前，与母共相连。无情生有情，虚灵彻洞天。十月胎在腹，能动不能言。昼夜母呼吸，往来通我玄。剪断脐带子，一点落根源。性命归真土，此处觅真铅。迷失当来路，轮回苦万千。若遇明师指，决破妙中玄。时时拴意马，刻刻锁心猿。悟透二十句，白日上青天"。本来真面目就在"剪断脐带子"那里，能见了本来的面目，我们就可以超脱生死。

凡人投胎时，元神居方寸。方方一寸就是天心。

而识神居下心。识神在下面心上住着。

下面血肉心，形如大桃。人心形如大桃。

有肺以覆翼之，肝佐之，大小肠承之。假如一日不食，心上便不大自在。识神住在血肉之心，心上面有肺有肝，再往下有大肠小肠，假如一天不吃，心里就想着吃，这是识神的东西。

以自闻警而跳，人被吓着了心就容易剧烈跳动。

闻怒则闷，见死亡则悲，见美色则眩，见到美色那个心就眩起来，他的心思就不稳定了。

头上天心又何尝微微乎动也？问天心不能动乎？天心不能动？

方寸中之真意如何能动。元神一动就是意，真意一动就是真火，所以真意不能动。

到动时便不妙，真意要是一动的话就不好了。

然亦最妙。凡人死时方动，此为不妙。凡人要死的时候，真意才会动，那就不妙了，因为识神要离开人再去投胎了。

最妙者，光已凝结为法身。光是外形，光里头包含有真意真性，光里有元神。光凝结成为一个法身或者叫道胎。

渐渐灵通欲动矣，此千古不传之秘也。如果它炼成了一个整体的东西才动，这是最妙的。这个东西是千古不传之秘。

识心如强藩悍将，识心在我们身上就好比领兵的一个悍将。

遥执纪网，它一动就指挥身体气血动。

久之太阿倒置矣。识神成为身体主人的话就能掌握着周身气血，让你干什么就干什么，消耗气血。比如让你跑得浑身是汗。我们炼八部金刚功，只要我们坚持练功就能消灭很多身体的病，识神调动身体作用很大。所以做好事做坏事都是识神干的，识神占了元神的位置。

今凝守元宫，现在让识神在元宫里头死守不动，元宫就是元神所住的天心。识神和元神像一只手的手心和手背，翻手为元神，再翻手就是识神，识神当家的话，元神就得跟着识神到处跑消耗掉。现在把识神守在天心，元神也不会消耗了。

回光返照，如英主在上，大臣辅弼，内政既肃，自然强悍憺服矣。 有句话"要想人不死，除非先死一个人"，我们要想元神活，那就要把识神要炼死，识神也不想死，识神属阴，我们要用两道火光回光照住它，把它照得不能动，久而久之，就把识神炼成一个纯阳的东西，把它由鬼魂炼成元神当家。

自然强悍憺服矣。 把大将和兵丁部下都收服了。

丹道以精水、神火、意土三者为无上之诀，炼丹全靠精水、神火、意土，这是我们修道的真诀。

精水云何，乃先天真一之炁。 精水是先天太乙真气。

神火即光也。 神火就是光。

意土即中宫天心也。 中宫天心就像一个屋子，水火都可以放到这个房屋。这个东西比喻的话就是在人下面又叫玉炉，在人上边又叫金鼎，玉炉是炼水中金。意有先天的意，有后天的意，这个后天不是人的后天。天心就是炼丹炉。

以神火为用，意土为体。 水火都到土里面，意土才能发现真火，把铅汞炼到一起。

精水为基，我们从上层练功炼好的话，不知不觉就把后天的精血也就化成先天的元气。男子是气化精，女子是气化血。气血气血，血是气化的，那么血是火，血一动先往身体上部动，两个乳房会有感觉。女的例假一来，前两天身体血向上部走，第三天往身体下部走，等到第三天的后半天，那就可以下手练功了，这个时候结出的丹是不老不嫩的。下手练功是用你先天三滴真水来消灭它，即用光一照，那么一切的精华自然地被吸上去，吸上去后就把它炼化了，炼成一点像针尖大小的黍米，这个米就是心字中间那一点。

凡人以意生身，身不止七尺者为身也，盖身中有魄焉。我们身里头有魂有魄，以肺为魄，以肝为魂。

魄附识而用，魄就是识神身体，它可以随意运动。

识依魄而生，魄阴也，识之体也。魄属阴，像天上的云彩一样，也是一股气，它是识神的身体。

识不断则生生世世魄之变形易质，无己也。识神叫魄变什么，它就变什么，识神往外一跑魄就得跟着走。

惟有魂，神之所藏也。识神归肝就变成魂，魂里头藏着元神。

魂昼寓于目，夜舍于肝。寓目而视，舍肝而梦。魂白天在目上住着看各类事物，夜间在肝上住就可以做梦。

梦者神游也，做梦时候识神带着元神到处跑。打坐的时候就可以用两个神光照着识神不让它动，如果识神日夜不动，则不出三百天人自然而然成道，这和妇女十月怀胎是一样的。不过我们要二十四小时都守着，不然你就打坐两个小时守着，其余二十二个小时识神还会去消耗我们的精血和元气。

九天九地刹那历遍，觉则冥冥焉渊渊焉，拘于形也，即拘于魄也。能把形拘住，就能把魄拘住，只有这个真意能炼化识神。

故回光所以炼魂，即所以保神，即所以制魄，即所以断识。回光，能把魄炼化，能把识神炼的不再动。

古人出世法炼尽阴滓以返纯干，不过消魄全魂耳。我们用这个金光锻炼识神锻炼魄气，把阴渣锻完炼完即返纯乾。

回光者消阴制魄之诀也，我们修道就全靠着两个回光。

无返乾之功，止有回光之诀。虽然说这个东西不能返回乾阳，只有回光。

光即乾也，光即是乾阳啊，光就是乾体，金华就是金丹，就是生我们的那个金丹。练出阴丹有的人能活几百年上千年，有的人也说坏一下子就坏。金丹炼好了是永远不会坏的。

回之即返之也，把识神炼化，真正的元神就会回来。

只守此法，自然精水充足，神火发生，意土凝定，而圣胎可结矣。老年人按照这个办法，一百天后精神就会返回来了，跟年轻人一样。返老还童不是说我们有胡子的就变成和小孩一样没有胡子了。返老还童的人身体有证验，比如红光满面、牙掉了能生、头发没了还能长等等。而且一百天以后你的目光就成了神火了，神火照到哪就烧哪块儿，非常容易祛病。我刚出家的时候炼八部金刚功，还不到两个月身上的病就全部消失。

如蜣螂转丸，而丸中生白，神注之纯功也。粪丸中尚可生胎离壳，而吾天心休息处注神于此，安得不生身乎。蜣螂也叫屎壳郎，它把那个大粪啊团来团去团成一个丸丸，然后朝它洞里头推那个丸丸。凡是动物，就是蚂蚁、飞蚊子都有它自己的神，蜣螂把它的神注到那个粪丸里头，粪丸中就可生胎离壳。上面"吾"指真性，我就是我自己，我是谁？我就是那个真性，我守这个中也是我说的，那么我说话开口也是我，这是我们本身上那个真正元神和识神在说话，有一天等它们不在了，我就口一闭就没气了。如果我在这个天心把神凝住这不动，它自然而然生出来道胎。

一灵真性既落干宫，便分魂魄，最虚最灵的神是识神，元神最初就像个小孩子，它啥也不知道，也不知道要做什么，还最爱清闲。识神爱动。识神到了天心就把魂和魄凝结在一起了。

魂在天心阳也，轻清之气也，此自太虚得来，与元始同形。读读《了心经》和张三丰的《参禅歌》，以后你不管遇到什么书，就知道书里面说的是不是正确的。我们自然在天心这里守，原来原始天尊、灵宝天尊、道德天尊都在这里，我跟原始天尊同一个身体。

魄阴也，沈浊之炁也，附于有形之凡心。魄附在心脏有形的东西。

魂好生，魄望死，一切好色动气皆魄之所为，即识也。魄爱烦恼、爱生气、爱贪财、贪美味。魄是识神的身体，是后天的真气。

死后享血食活则大苦阴返阴也，以类聚也。学人炼尽阴魄即为纯阳。我们一定要慢慢地掌握这个元光，不要受到损失。人从生到死，很少人知道往身体内里面看的。你要往内看，先把这个身体调得安安然然的，然后把你的眼皮往下一坠，眼睛刚刚能看着鼻子尖，这时候眼球的位置就成了一个准则，不管你往眼睛里头摄光也好、不摄光也好，那个光都是自然而然地进来，只要你眼光一到，这个光就一定到那里，这个时候你不要动它，因为你一动它就成了后天的识神了。

3.2.2.4 第四讲　回光守中第三

回光守中，你要能保守中宫不动，两个光把神看住了，神一跑出去你就赶快把它收回来，神一跑出去就收回来，收到最后，它不动了的时候，心一空，大事就成了。人们常说哎呀你真神啊，说明这个神没有它不会做的，只要你的元神一领会一知道的话，没有它不会做的东西。

下面讲"回光守中"四个字。

吕祖爷叫回回道人,"回"字是一个大圈里头有一个小圈,那个光在回字里头,就在那里头的小圈圈里头。我们的眼睛里头有几个圈圈?第二个圈圈是肝脏,第三个圈圈是肺,一个黑圈,一个白圈,那么黑圈里头还有一个圈,那个圈圈里头还有一个圈圈。玄之又玄,窍中有窍,元始天尊说的是天中之天,天的中心里头还有一个天。这些都是值得大家好好思考的。

看看光字,上面三个点,中间有一道,底下是个几字。这个几字是回字的外边那个圈一断就成了一字,一字再往下一扎,就成了几字。

再看看这个守字,守字是中间一道,上面一点,两边两点。宝盖头,宝盖就是先天我们这个宝盖,在我们这个宝盖里头有三个东西,就是光字那三个点点。守字不离寸,我们练功以静为守。

这个中字不是中间的中,以空为中。练功的话不要固定这固定那,一固定,那就著相了。我们从先天下手,那个中字,一派虚空为中。中字里头加两点就是母字顺时针转90度,那是先天的母亲,先天的母亲在两眼一鼻处,母亲的母字是后天的母亲。

真正的太极有两个眼,一个阴眼,一个阳眼,左边为太阳,右边为太阴,左边为乾阳,右边为坤母,这就是一阴一阳,一阴一阳谓之道,这个道就在中间。

所以这个回光守中,只要你能保持静,安安稳稳地去打坐,你静时间长了就会定,你如果能定住,那离成道就不远了。你定久了,慧光就自然产生。慧光没有根,它从静中来的。

吕祖曰,回光之名何昉乎? 吕祖说回光是从哪里说出来的呢?

昉之自文始真人也，即关尹子。文始真人是老君爷的四个徒弟之一，老子有四个徒弟，简称庄列文谭，第一个是庄子，第二个是列子，尹喜就是第三个，谭子是第四个。回光是从文始真人首先提出来的。

光回则天地阴阳之气无不凝，只要你保持回光，往你内里边看，你慢慢地往脑里头看，你不要认为它是大脑，你只要回光往里头一射，这个头就跟一个天似的，这个身体就跟一个地似的，头像天，身像地，一个人本来就是天地！我们把天地之间的隔墙打开，天地就成为一体了。何须用作为。你们把整个人体看成一个空空洞洞的一个大天地。只要有回光，光只要往里边一看，天地的五脏、六腑、奇经八脉，你身上的一切东西没有不凝结的。

所云精思者此也，纯气者此也，纯想者此也。要叫人们好好地用这个精神去思考它，只要我这个光一回来，天地的阴阳之气全部凝结。

初行此诀，你开始按照书上方法去打坐，**是有中似无，**好像有，好像没有，**久之功成，身外有身，**气上来了，河车是不是把水带走了？好多出家人把武火、文火都做错了。**乃无中似有。**练功就是无中生有，有中转无。刚开始的时候，有中似无，到了没有的中间呢又好像有，到了最后是无中似有。从有中似无到无中似有，这就是虚而转实、实而化虚的过程。空中结出来以后，然后再把它炼化，那就是炼成阴丹，有了事实的东西了，那还是空。把阴丹再炼化，就转成道胎了，到了道胎是不是成功了呢？还不是成功。从道胎需要再炼化炼空，化成虚无的东西。

百日专功光才真，方为神火。一百天以后这个光才是真光，光才能变成神火。

百日后光自然一点真阳忽生沈珠，如夫妇交合有胎，在光的里头自然凝结成黍米。

便当静以待之，以真静和虚无之气来养护阳神。我们吃五谷来养活身体，我们这个神吃真虚之清空来养活它。

光之回即火候也。光只要回转过来，就是火候。你在这个周天一升一降就是一周天三十天，我们练功需要经过几百次上千次的周天，有些人练功连续十年二十年地打坐，我们身体气血循环都不知道走了多少遍数，等到有一天你炼出来了，无论神光、神思走到哪儿，你都能感觉到，直到有一天你发觉眼光里面发亮光，那么你眼睛里面的东西就已经炼的差不多了。

夫元化之中，光无论到哪里最后都要转到中宫天心。**有阳光为主宰，有形者为日，**这个形就是太阳光，**在人为目，**在天上为太阳为日光，在人为目。**走漏神识莫此甚顺也，**我们的精神一天一天的损耗就是因为这个光。人由生到死都知道往外看，但没有人知道往内看。**故金华之道全用逆法。**顺者生男养女，逆者成仙成佛。

回光者非回一身之精华，这个回光不是回转你一身的精华。

直回造化之真气，它是把你这一点真阳之气转过来，要把你这个灵光元神转过来。这个先天后天是统一的，祖师爷说有先天即有后天，有先天没有后天你没有地方存在，没有后天这个身体，不可能拿一个魂魂去修。

非止一时之妄想，那不是说你今天想着明天就会实现。

真空千劫之轮回。知道空的，我才能成仙得道。

故一息当一年，人间时刻也。子时开天，丑时开地，到寅时万物发生。就在寅时这两个小时，你只要下决心，在这个寅时中间好好地坐，在这一刻之中能夺一年的气候。我不管怎么忙，就在这天快明的两个小时，一定要坐。你能静上一分钟，只要这个呼吸能在这儿停止一分钟，可以夺一年的气候。我有这个经验。

一息当百年，九途长夜也。这个息是胎息，这个胎息一成能顶百年的时候。

凡人自嘧地一声之后，逐境顺生至老未尝逆视，小孩子出生的时候先天气绝，后天气开。

阳气衰灭便是九幽之界，故楞严经云，纯想即飞纯情即堕。六祖慧能《八宝坛经》佛语。

学人想少情多，沈沦下道，惟谛观息静，便成正觉。佛家有二十四圆觉，都是观鼻成正果。

用逆法也，阴符经云，机在目。黄帝问过广成子，**人身精华皆上注于空窍是也，**这个空窍就是说的真空，就是说那个中。孔子说千言万语不如守中。我们人身的精华都在那个空窍上边儿注着。

得此一节，长生者在兹，超生者亦在兹矣，此贯彻三教工夫也。只要你能得到这第一节的空窍，知道人一身的精华都在这儿住着呢，我们就要固守天心，长生者在此，超生者也在此。

光不在身中，也不在身外。光不在身中，不在身外，那就是从空中高悬处现出一个光。我有个谜语，谜面是"上边毛，下边毛，中间一粒水葡萄。请你猜，请你看，隔着山头不见面。你若猜着我的谜，不是菩萨便是仙"。为什么中间一颗水葡萄？这就是真正王母的蟠桃、瑶池金母的琳琅子。"海中涌出普陀山，观音菩萨在此间"，为什么海里要涌出来个大山？为什么起个名字叫普陀山？那就是王母那个葡萄，观音菩萨在里头住着。

山河日月大地无非此光，故不独在身中，聪明智慧一切运转亦无

非此光。我们生活中一切都要用这个眼睛看、要用心处理，都是这个光变化的。**所以亦不在身外。**就在这个高悬处。**天地之光华布满大千，**那么天地这个光华铺天盖地，这个世界有三千大千世界，一个星星一个世界。**一身之光华亦自漫天盖地，**我们本身上的精华在我们身上也是铺天盖地都有，你不要太用力，也不要太去想。**所以一回光，大地山河一切皆回矣，**只要你这个光一回转过来，天地万物之气全部回转。这就是回光的能力。所以眼的能力无边无岸，这个眼光功能是最大不过的。你从修仙到成仙了道，归根结底还是靠这个光。你最早、最后的神态变化也是光，这个光在最后的时刻就变成虹光。这个茶杯也是火光炼的，永远不变的，木炭经过火一炼，也是千年万年不变，金是散沙，炼到一块也永远不化，石头经过火一炼，三千年五千年它是一个灰，永远再不变的。在金木水火土中金能炼，木能炼，土能炼，水能炼，那么说火能炼吗？以火炼火，用火炼火炼到最后是一种虹光，连火也没有了。同样道理，我们的身体经"火"一炼也是万年不死，这个"火"不是普通的烧火做饭的火，这个"火"是我们本身上的这个五脏之气形成的五种火，用它们把你身体炼成金刚之体，八部金刚功可以帮助你。

人之精华上注于目，此人身之大关键也，子辈思之。前面讲人身精华上注于空窍，这个空窍指天心那一窍。上注于目指我们人身上有这两个精华东西。人最大的关键就是人的生死存亡全在它。**一日不静坐，此光流转，何所底止。**你一天不静坐，那么光流转的话就会消耗我们的精神。**若一刻能静坐，万劫千生从此了彻。**只要你能静坐一刻工夫，那就能了却一切的事情，如果大功成就的话，那身体就会千生万世、永远不坏。

万法归于静。这句话说得最关键。虽然以静为守，以真空为中，但是大家打坐练功的时候可不要著相，不要想着我在这儿在那儿干什么，你就自己只管练就对了。练功的时候你往身体里面下面看的话就看着一个空洞，刚开始洞里面很黑啥也看不着，等练功到一定的时候你再看身体就像一个大气球，好像我们在气球里头住着。这个身体有时候好像有几百丈高，有时候又很小很低。你在这个气球里头看的话有时候会无边无际，有时候会发现光。这个光有红的黄的绿的蓝的等十来种光。男子会看到一种金光，这个光就像那个玻璃瓶子那个光，也像你喝水的那个玻璃的光，这个光不白但也有点白也不很暗。女子看到的光说紫不紫说红不红，好像有两三种，实际上就一种红色，淡红色。这些光都是你的正光。对于这些光你直接盯住不动就可以了。这些光"呜"地一下来到你面前，它的目的是引诱你的元神离开。你自己不要跑，就盯着那一点光儿，而且你越静，那个光就越大，后来能大的无边无岸的，光大到最后所有的杂光全部都没有了，而你心里头会"呼"地小了一点儿。我们盯着自己的那个本光，结果时间一长就把一切的光全部都炼化了，这个本光就把一些杂光全部吃掉。练功的时候也会出现一些你怕的动物，比如怪物、大蛇、老虎等，也会出现你喜好的东西如漂亮的美女等，这些都是假的不要害怕不要管它，你心一动叫它化，它就马上化去。不管出现什么其他的光或形象，你就盯着你的正光不动，你一静，它们就会消失了。

真不可思议此妙谛也，然工夫下手由浅入深，由粗入细，总以不间断为妙。鸡抱卵，母鸡的思想时时刻刻牵挂着鸡蛋。如果我们每个人除去打坐的时候不离天心，在平时工作的时候，思想也能够不离天心，做到日夜都不让元神离开天心，那用不了300天你很快就会转变。

当年我只下了六个月的工夫就完成了丹道四层功夫的三层，因为我当年才十七八岁，而且能出家了心里特别高兴，心里也没有什么其他事情牵挂。所以我们打坐的时候，一定把一切的事务都全部丢掉，心上要干干净净，越净越好。因为你心里越净练功看到的光就越大。功夫始终在你自己坚持，从开始到最了尾，就是坚持不动。

工夫始终则一，但其间冷暖自知，要归于天空地阔，万法如如方为得手。我们打坐的时候，心要像天空、大海一样宽广，要想我如果能得了道，就一定要去度众生。虽然我三次失败，那是我的功德不够，但我父母的德行是够的。过去我的心量很大，一年都说不了几句话。

圣圣相传，不离反照。祖师传大道，始终叫你反照。

孔云致知，释号观心，老云内观，皆已括进要旨。其余入静出静前后以小止观书印证可也。孔子提倡致知，释迦牟尼让人观心，老子讲要内观。

但返照二字人人能言，不能得手，未识二字之义耳。内观、观心、内照，但很多人不知道这两个字的内容。

返者自知觉之心，就是把我们跑在外边的灵魂、灵觉收回来。

返乎形神未兆之初，观我们父母未生我以前的胎息上，不是你这个身体。

即吾六尺之中，反求个天地未生之体。再得一个身外之身即法身。

今人但一二时中间静坐，反顾己私，便云反照，安得到头。很多人一打坐，无头无尾的念头就都出来了。

佛道二祖教人看鼻尖者，非谓着念于鼻端也，亦非谓眼观鼻端，看这个鼻尖但不要把心注到鼻尖上，也不要拿鼻尖为准则。你打坐前把这个眼皮往下一耷拉，但不要太闭，搁那儿一耷拉，眼光往下一垂，刚看见鼻子。释迦佛有二十四圆觉，都是看鼻尖成正果。当然看鼻尖里面还有很多道理。**念又注中黄也**。中黄神室是神住的那个地方，也叫黄庭、玄关、先天窍。**眼之所至，心亦至焉**。只要人的眼睛看到一个地方，人的心思也同时到了这个地方。

　　何能一上而一下也，又何能忽上而忽下也，此皆误指而为月。叫你念注中黄，就是眼光直接对中黄用力，你不需要上下去看。我们打坐看身体内里边就是一个大天地，这个天地是虚虚忽忽什么都没有。虽然它是空的，到一定时候那里面自然而然地会出现东西。

　　毕竟如何曰鼻尖二字最妙，只是借鼻以为眼之准则。初不在鼻上，盖以大开眼则视远而不见鼻矣，太闭眼则眼合亦不见鼻矣。大开失之外走易于散乱，太闭失于内驰易于昏沉。打坐千万不要昏沉，如果困了你就赶快去睡。长时间昏沉方式打坐必走岔路。切忌昏沉。

　　惟垂帘得中，恰好望见鼻端。故取以为准，只是垂帘恰好任彼回光自然透入，不劳你注射与不注射。只要你这么鼻尖往下一看，不用你自己操心，往下一看回光就回来了，这个光自自然然照到你身体的太空。

　　看鼻端只是最初入静处，举眼一视定个准则便放下，如泥水匠人用线一般，彼自起手一挂便依了做上去，不只管把线看也。那个木匠放个线，后面他干活可不是只管看那个线。我们练功也是这样，不要一直看鼻尖。丘祖爷说过"人死先死两目，人生先生两目"，"只要学人但能回光，可了生死"。这就是回光的力量和能力。因为只要人能守住回光，那么一切的元气都能回来，拿光一收元气，靠着意土凝定，自然就可以生胎了。

　　止观是佛法原不秘的，以两目谛观鼻端，正身安坐，系心缘中。

我们坐得稳稳当当，把心系到缘中。道言中黄，佛言缘中，道家叫中黄，佛家叫缘中。

其实一也，不必言头中，但于两（如同横着交叉的两个圆圈，像金刚镯样子）**中间齐平处，系念便了**。我们的神光和一切的东西都在两个圈圈的中间。白玉蟾祖师和吕祖爷都画过。

光是活泼泼的东西，系念于两中间。念是我们的真性。

光自然透入，不必着意于中宫也。光到中宫你就在中宫，就如同你在这个房子里头住着了，还想我在哪里呢？因为你一想的话那就成了后天的识神，识神立刻就把你这个中宫占据了。**皆已括进要旨**。上边说的这么些话都给大家把主要的东西说尽了。

其余入静出静前后，以小止观书印证可也，看书印证就可以。我现在看《太乙金华宗旨》都快 60 多遍了，你看一遍书有一遍的智慧，我希望大家能像我那么样地苦心苦志追求大道。你可以根据你练出来的功夫与这个书来对证，知道哪里错哪里对。

缘中二字妙极，中无不在，遍大千皆在里许。聊指造化之机缘，造化是我们那一点真阳。**此入门耳，缘者缘此，为端倪**。这个缘是指边界的地方，边界地方在这个眉的下边。我们这个天心的上边就是眉心，释家佛说过"两眉间放出白毫光"，眉心的上边叫印堂。天心的上下与天地对齐，天心的前后则无边无岸。我们自身的天地外边还通虚空天地。

非有定着也，此一字之义活甚妙甚，止观二字，原离不得。止觀两个字，止是制止你的元神不要乱跑，觀是看。"止"字把左边一点去掉，就变成"上"字，把"上"字那一点去掉，就变成"⊥"字，"⊥"是直接往上走的而不是往下走。那个"觀"字，草字头就是两个眉毛，两个口就是我们眼睛，"人"字旁边是一个"圭"字，它是两个土，就是《性命圭旨》书里的性和命。右边的"見"字上边是一个"目"字，这个"見"字很重要，我们的眼睛看见什么没有？看见什么？这个"見"字里头包括了万物、天地、一切东西。不经过这个见字，外面的东西你都看不见的。

原离不得，即定慧也。定慧双修，定是光，慧是后生的东西。"定慧"二字，一个是心一个是意，心动意随，意动神挪。

以后凡念起时，不要仍旧兀坐，当究此念在何处，从何起从何灭反复推穷，了不可得。我们这个念一起来就会到处跑，那么我一定要找着念再消灭念。**即见此念起处，也不要又讨过起处，**我一定要把念消灭了。**觅心了不可得，**人打坐千万不要昏沉。**吾与汝安心竟，**崔公著有"入药镜"，吕祖爷著的是"安心竟"。吕祖爷看"入药镜"才成大功，他说火就是药、药就是火，人们不知道药火在一处藏，采它的时候它为药，炼它的时候它为火。

此是正观，反此者名为邪观。如是不可得已，即仍旧绵绵去。我不给你讲呼吸，你自自然然看身体内里面呼吸，你不要运气，只要你的眼光看这个气，这个气就不知不觉、自然而然地凝结在一起。如果你用武火、文火，你就越弄越差。

止而继之以观，观而继之以止，我们的神思不要乱跑，**是定慧双修，此为回光，回者止也。**回者，就是回来指定不要动，**光者观也，止而不观名为有回无光，观而不止名为有光无回，志之。**回和观应该一致起来，光回来了如果不去观它，那这个光会又跑走了。但这个光仅仅看，没有真意也不行。光，是元神真意之体，元神一动就是意，定慧就是元神和真意两个东西。

3.2.2.5 第五讲　回光调息第四

先讲讲"闭關"。

闭字外面是一个门字，门有两扇门，上边是转轴，这样门可以开可以关。闭是内外不通往来。

"關"字上边是两个绞丝，两个绞丝就像"玄"字，把玄上边那个去掉，那底下就是两个扭丝，一个扭丝是三个人，这么一弯就是三个人。这个"玄"字就像那个水在大水里面转一个弯弯，不但转一个弯，而且底下有一个漏洞，那个水从上面往下面走。"關"是把所有的大海所有的水，全部都关闭到这个里面，像建一个大堤把水挡住。玄之又玄也在"关"字里头。"門"左边是个日右边是个月，右边一竖没有拉长，而是点了一点，那是让我们转入到混沌里头去。

俗话说"眼不观色耳不听，口不言语自长生"，闭关闭的就是"眼睛不外观、耳朵不外听、口不言语"，口不说话则中气不伤，耳朵不听则肾脏的气不伤，眼不看东西则心脏的元神、元气不伤。但是鼻子不能闭，因为鼻子里头通先天气和后天气，先天的神，后天的识神也从鼻子里过。如果你打坐入大静的时候，呼吸气会断。入大静的情形是这样的：刚一入静的话，你是不知不觉的，你心里清清亮亮的，但是过了四五分钟大约有十几个呼吸后，你就什么都不知道了。那个时候心里空空洞洞的，一切的事情都没有了，连你自己也不知道了。最后等你这个元气上面那个雾气散开，就如同天上云彩散开见到太阳一样，心一下子清亮起来。

然后我们讲回光调息。

那个"回"字和"光"字已经讲过了，"調"字左边是"言"，右边是"周"，"周"里底下是一个"口"，上面是一个"土"。"息"字上面是自己的"自"，下边是个"心"，息说的就是自己的心，心一动就有气，那么息一调整让心不动就没气了，心只要能跳动就会产生呼吸。呼吸是从心脏里发起，心脏的气从肾脏里来，肾脏的气从先天的大脑里来。人出生先生出五脏的肾脏。人出生的时候，五官先长成，然后从上往下生成胸部身体，包括后面顶天的白玉柱（即胸椎），前有架海紫金梁（即胸骨和肋骨），那个白玉柱里头有骨髓，抽骨髓会伤元气。

回光调息不是一般人说的把呼吸调得很慢，而是出现无息之息即胎息。胎息由气转化的，也就是气的一种形式，神是气的主人，气又是胎息的来源，胎息可以藏神。

吕祖曰：宗旨只要纯心行去，纯心就是把一切的事情都放下，安安然然练功。**不求验而验自至，**你只管练功，效验会自然而然出现。**大约初机病痛、昏沉散乱两种。**打坐人的病第一个是大病昏沉，第二个病是散乱。**尽之却此有机窍，**机就是我们身上发动的那个机，吕祖爷讲"动静知宗祖，无事更寻谁"，动静就是我们的祖宗，"知"就是指定一切的神、气、精不能去外边。

无过寄心于息，把这个心寄存在这个息上面，**息者自心也，**寄存在"息"的自心上。**自心为息，心一动而即有气，气本心之化也。**人的思虑、杂念、贪心太多，贪心是从心上出发，我们可以有办法制止，而无数的那个杂虑无因而起，它们不知道是从哪里来的，随起随落。

吾人念至速霎顷一妄念即一呼吸应之。妄念多了，可以从呼吸上下手去除妄念。观呼吸是用眼光看这个呼吸，看一呼一吸在哪里，因为你只要眼光一进去，你的神思就进去了，不知不觉这个气慢慢就进去了，然后心就稳定了，呼吸也会慢下来。

无过寄心于息。息者自心也，故内呼吸与外呼吸如声响之相随。

如声响之相随，这个声音一动，当时就会有一声"呛"，就像山谷里说话有回音一样，先天气和后天气也是相呼应的。

一日有几万息即有几万妄念，神明漏尽如木槁死灰矣。这个神明的精神消耗完了，人就跟死木头一样。**然则欲无念乎？不能无念！欲无息乎？**也不能说无息！**莫若即其病而有药，则心息相依是已故，回光兼之以调息。**为什么回光能保持住呢？回光能代替识神，因为识神不动才能归回真性，光就代表"真性"，因为"真性"就在光里头，光里头有元神、有真意！光一到，元神、真意全都到了。俗话说"心息相依"，"息"也就是"气"，气分先天气和后天气，而后天的气里包藏有先天的气。

故回光必兼之调息，此法全用耳光。一是目光，一是耳光。**目光者外日月交光也，耳光者内日月交精也。**我们人身上有两个天地，外天地是光，光可以与光相交，内天地是日月，日月是精血相交。

然精即光凝定处，这个"精"原来是水，只有这个光才能慢慢一点儿一点儿地把这个水融化，最后炼化成极小的黍米，黍米虽小却浓缩了巨大的能量，这是"耳光者内日月交精也"的结果。

然精即光之凝定处同出而异名也，故聪明总一灵光而已。我们这个"光"要保存好。

坐时用目垂帘，打坐的时候万缘齐放下，然后把眼皮往下一垂，刚刚露出来这个眼，刚看这个鼻尖。**后定个准则便放下，然竟放又恐不能，即存心于听息，息之出入。不可使耳闻听，**不能听见呼吸声，呼吸声要小。**惟听其无声，一有声即粗，浮而不入细，即耐心轻轻微微些，愈放愈微愈微愈静，久之忽然微者遽断，此则真息现前，而心体可识矣。**调息，是调先天的息，先天的息是没有呼吸的气。打坐的时候心肾一交就是一个小周天，这时候外阳必举，外阳一举心脏的灵光就知道了，如果不收回来，就会耗散在外面。怎么收回来呢？后天的气、先天的气是有形状的，排出去是有形有象的东西，我们要用先天的真火即"神光"（100 天以后成了"神火"）照摄它，一收回来就回到原位什么都没有了。

必先之养气者，亦以心无处入手，故缘气为之端倪，所谓纯气之守也。气虽然说不守，但先天的真意是真正的大气，它包括了水和火，神生气，气生精，这个气也是先天的东西。

子辈不明动字，动者以线索牵动言，即制字之别名也，既可以奔趋使之动，独不可以纯静使之宁乎。你动是控制不了呼吸的，只能用大静来控制它。后天的真阳一发动阳物一起，怎么办？动从静中来，静能制动，动制不了静。

此大圣人视心气之交而善立方便以惠后人也。男女有分别，神气无二意。男女练的都是神火气，男的气动"生精"往下走，精是水，哪里低往哪里走，女的气动"生血"往上走，血是火，哪里高往哪里走。男子阳物发动，刚开始你不用管它，等到白牛出动，头、身子都出来了，它会大叫三声，你就赶快用离光用功。妇女则需要在例假的第三天后半天，用光返照着它用功。

丹书云：鸡能抱卵，心常听此，要妙诀也。盖鸡之所以能生卵者，以暖气也，暖气止能温，其壳不能入其中，则以心引气入其听也。一心注焉，心入则气入，得暖气而生矣。母鸡虽然嘴在地上"咕咕咕，咕咕咕"，但它随时拿耳朵听，它的神思始终没有离开巢穴里面的蛋。我们修道如果神思昼夜不离天心的话，不要三年就能成道，因为我走过这条路。

　　故母鸡虽有时出外，而常作侧耳势，其神之所注未尝少间也。神之所注未尝少间，即暖气亦昼夜无间而神活矣，神活者由其心之先死也。人能死心，元神即活。死心非枯槁之谓，乃专一不二之谓也。佛云置心一处，无事不办。只要把心置在一处，心不乱跑在其他地方了，要不了多长时间，你也会知道未来发生的事情。

　　有不定者乎，大约昏沉散乱二病，只要静功日日无间，自有大休息处。静功可以制服游思。若不静坐时，虽有散乱，亦不自知，既知散乱，即是去乱之机。每逢你一开始打坐就想睡，这就是"昏沉"，那是魄当家了。这时候你可以把眼睛睁开，人在天心那儿静一静，一会儿瞌睡就会没了，否则如果瞌睡一上来你就睡觉，那就把正事耽误了。

　　昏沉而不知与昏沉而知相去奚啻千里。人知道自己在昏沉那就不是真的昏沉，因为你自己的真神还在。散乱者神驰也，昏沉者神未清。散乱易治，昏沉难医。散乱好治。有痛有痒者药之可也，昏沉则麻木不仁之症也，散者可以收之，乱者可以整之，若昏沉则蠢蠢焉，冥冥焉。阴气是魄用事。散乱尚有方所至，昏沉全是魄用事也。散乱尚有魂在，至昏沉则纯阴为主矣，静坐时欲睡去便是昏沉。昏沉、瞌睡来了我们就起来散步，在我们心里要静，一会这个魄就会消失了，我们一定要跟它对抗，因为它不喜欢我们打坐入静。

　　即口鼻出入之息，虽非真息，而真息之出入亦于此寄焉。真息也在这个后天呼吸之中。凡坐须要静心纯气，心何以静，用在息上，息之出入惟心自知，不可使耳闻，不闻则细细，则清；闻则气粗，粗则浊，浊则昏沉而欲睡。浊气即魄气，一昏沉你就想睡。虽然心用在息上，又要善会用，亦是不用之用。元神没有呼吸，我们身中无形的人没有呼吸，"没有呼吸"才是真正的呼吸，"没有形体"才是真正的形体。我们后天的这个形体会变坏、会受伤，而无形的身体则不会受伤、不会变坏，它也叫"金刚之体"。

又要善会用，亦是不用之用，只要微微照听可耳。"照"是看，"听"是用耳光，"观音菩萨"的观字是用眼光看，音是用耳光听，眼光和耳光都是外光。

而不外视，不外视而惺然者，即内视也。非实有内视。何为听？即耳光内听。自然是人的灵性。"無"字里面有四个人两个目，"體"字左边是"骨"，骨字上面有个日头，日出东海，骨字中间的"山"是东海里头的三个大山，这三座山叫蓬莱山、杖棒山和旷野山，"日"刚离开一半，一半还在山上。山下面有个月亮。"體"字右边上头是"曲"字，曲字里头有"三日二目"，上面"目"是眼目，下面"目"是耳目，这里面就有了眼和耳。天谷是谷神所住的地方，天地是整个一个大谷，人身上也有这么一个大谷。

目不外视，耳不外听，则闭而欲内驰。惟内视内听则不外走，既不外走又不内驰而中不昏沉矣。道祖爷说过"不要太认真"，你用功太认真了也容易激起火，吕祖爷也说"不要死死地打坐，死死地打坐也不好"。晚上你睡觉，躺下去后你心里静半个小时左右，阳气就会发动，你就要马上起来打坐，打坐以后再躺下，一个晚上可能会有好几次这样的情况。我们常说"阴阳合一"，纯阳无阴不能成功，纯阴无阳也不能成功，因为你阴阳不能结合。人本身上有阴阳，你要阴阳结合就是该休息就要休息，一休息阴气就返回来了。虽然说你在那儿睡着，实际上你灵魂并没有睡。

昏沉欲睡即起散步，神清再坐，清晨有暇坐一炷香为妙，过午人事多扰，易落昏沉，然亦不必限定一炷香，只要诸缘放下，静坐片时，

久久便有入头，不落昏睡。一炷香的时间大概也就是半个小时，在寅时你能打坐1个小时、2个小时或者3个小时，收获会很大，"一息当一年"，这就是说那一个真息发动上来，你能把那一个息炼住，那短短的一刻时间可以把一年的气候收回来。"息"不是你那个呼吸的"吸"。

3.2.2.6 第六讲　回光差谬第五

我们练功从先天地方下手，不去修炼后天的东西，但是我们要培养后天的东西，因为先天与后天二者不能脱离。虽然你是从先天开始修炼，但是后天的东西也同时自动修炼了。炼性功，命功已经在里头炼了。你炼命如果没有性功你拿什么炼呢？炼命功，性功也在里头了。炼命功成功了寿命能活几百年，炼性功成功了则可以活千年万年。

吕祖曰：诸子工夫渐渐纯熟，然枯木岩前错落多，正要细细开示，此中消息，身到方知。真气发动的情形叫消息，玄关发动的那个时间叫消息，只要你练功身体到了那个程度了，你自然就知道这些消息了。

吾今则可以言矣，吾宗与禅学不同，有一步一步证验，道家功法与佛教的功法不同。

请先言其差别处，然后再言证验宗旨。将行之际，预作方便，我们开始打坐的时候方便和自然是最好的，**勿多用心，**叫你不要用心太多。**放教活泼泼地，令气和心适。**我们的心要自自然然的。**然后入静，静时正要得机得窍，不可坐在无事甲里，所谓无记空也。**打坐的时候，你的真气一发动，地雷复卦是第一卦，地泽临卦是第二卦，地天泰卦是第三卦。第一阳动，你不要理它，第二阳动，你还不要慌，第三阳动，它是阴一半阳一半，你这个时候赶快下功夫。

万缘放下之中，惺惺自若也。万缘放下以后，人也变得清清凉凉、灵灵清清的，你坐到那里安安静静的。打坐要以静待守，这个不是叫你不守，而是静在天心、稳定在天心、不要乱动。它一发动你就用神光一照，很快就把它收来了。

又不可以意兴承当。 很多练功的人用意做这做那，意守这意动那，还以意呼吸，这些都是错误的。

凡太认真即易有此，非言不宜认真，但真消息在若存若亡之间， 打坐的时候说你清楚状态吧也不是太清楚，可说不清楚状态吧你很多东西又都知道。

以有意无意得之，可也。 你想干什么事情，你的心一到，你的眼光一到，你的意就已经到了。所以说你的眼光一到，你就不要再用意了，因为你再用意就是后天的识意了。

惺惺不昧之中， 你的心里灵灵清清的，好像有过什么事又好像没有什么事。

放下自若也。又不可堕于蕴界， 这个错别就在蕴界里头。

所谓蕴界者，乃五阴魔用事，如一般入定， 蕴界就像入定差不多，整个人昏昏迷迷的什么都不知道了。

而槁木死灰之意多，大地阳春之意少。 槁的木头就像那个死木一样，大地阳春就是说我们的心里清清灵灵的，因为人只要一清静，他的灵机就很精很灵巧。**此则落阴界，** 这就是阴界。

其气冷，其息沉， 如果你打坐的时候身体发冷，就说明你的火不行。

且有许寒衰景象，久之便堕木石。 长时间打坐的时候冷和昏沉，你就会落到木石界里头了。

又不可随于万缘，如一入静而无端众绪忽至， 打坐入静的时候很多事情突然都出现了。**欲却之不能，** 你想把它们去掉却很难。

随之反觉顺适。你想去掉这个万缘很难，结果你只有随着你这个思想，实际上它把你的灵魂灵意带走了。

此名主为奴役，一个君王成了臣子的奴隶。

久之落于色欲界。上者生天，下者生狸奴中是也。最后转生到山里头成为狐狸、水鸭子、老鼠等。

彼在明山中亦自受用，风月花果琪树瑶草，三五百年受用去，多至数千岁，然报尽还生诸趣中，只能转生成山里头狐狸、蛇虫、兔子、水里的东西，连狐狸都转生不了。

此数者皆差路也。差路既知然后可求证验。打坐最怕人昏沉和散乱。一个人贪心少的话，散乱就自然而然地少了。

3.2.2.7 第七讲　回光证验第六

你们记住你有一分的功夫，就会有三分的魔，你有三分的功夫就会有七分的魔，你有七分的功夫就会有十二分的魔。对于效验，你要记住首先不要欢喜、不要高兴，就是见到那高兴的效验事情，你也不要高兴，因为你一高兴马上就会变落后了。

"徵验"二字，"验"字左边是一个马字，右边是金字，"徵"字左边是"双人"（彳）旁，右边是"反文"（攵），中间上边儿是"山"字，底下实际上跟个"方"字差不多。

吕祖曰，证验亦多，不可以小根小器承当，必思度尽众生。我们练功要把自己的私心放下，你做事要合乎群众的道理，要想着度尽众生。

不可以轻心慢心承当，不要轻视别人，我们要活泼对人。

必须请事斯语，静中绵绵无间，神情悦豫如醉如浴，此为遍体阳和，金华乍吐也。这是第一个证验，静中绵绵，绵绵的意思是似有似无，在你采取先天的阳气的时候，它会自动地呼。我说过"婴儿门外跳，姹女房中摆手叫"。婴儿和姹女都是先天。后天用什么呢？就用你奇经八脉和丹田，丹田在肚脐后三寸、肾脏前七寸，平时丹田像一个尿泡慢慢地一动一合，由于半天才动一下所以是绵绵若存。它一动灵机就知道，灵机一知道神光就知道，神光朝这里一照，丹田呼吸就变大了。不出三个呼吸，外边的那个婴儿被呼呼叫地往回收，一直到被收的就还剩一点点儿。实际上姹女向婴儿摆手是让它快点回来，这是比喻后天的事情。先天的事情，活子时来了你动了我就在先天一静，就如同观音菩萨的那个净水瓶，往海底里头一照，一切的海水，万山的烈水全部归瓶了。

既而万籁俱寂，皓月中天，觉大地俱是光明境界。此为心体开明，金华正放也。万籁俱寂，什么东西都寂，寂就叫你们寂然不动，在这个不动中间下功夫，等你成功了。

既而遍体充实，不畏风霜，人当之兴味索然者，我遇之精神更旺。舍利、避水珠、如意等会放光，把它们的精华外放。只要我们炼到那个程度上，也会有铺天盖地的金光。

黄金起屋，白玉为台，世间腐朽之物，我以真气呵之立生，如果一个人真正有道的话，他吹上一口他的真气，就可以化腐朽为神奇，所以你有了功夫，练到了那个程度，到了一定的时间，你才会知道了这些。

红血为乳，七尺肉团，无非金宝。此则金华大凝也。人得病的原因是气血凝结了，如果你练功到大药冲关的程度，周身的骨骼就完全不一样了，你会得到真气、真意、真火，所以只要你大药一动，一切的病就全部消失。我的经验是这个功夫会很快消化你周身的病，比如

103

第三次我得病，一身凝的跟石头似的，我用功夫烧了病两天三夜，最后把病块全部烧化了。

第一段是应观经，日落大水，行树法象。日落者，从混沌立基无极也。关于打坐的时间有几个，子时（23-1时）开天，丑时（1-3时）辟地，亥末（21-23时）是大混沌的时间，这些时间你可以坐上半个小时，但你不要死坐，坐完赶快休息一两个小时，到寅时（3-5时）万物之气生发的时候，你再坐上一个半小时。混沌立基叫无极，我们就从无极中间下手开始。

上善若水，清而无瑕。道为至善。"善"字上部下边稍微一出头就是个羊字，"羊"字上边两点一横就是道的开始、太极的开始，三横道是乾阳，这里面有一个"主"人，它像那个水清而无瑕、清而又清。我们打坐的时候也一定要坐出那个清清亮亮、安安闲闲的状态。

此即太极主宰，出震之帝也。震在地下，隐隐能听到隆隆声。

震为木，故以行树象焉。七重行树，七窍光明也。七重行树是指释迦佛在菩提树下打坐、达摩在双林树下打坐、张三丰叫无影树无根树、吕祖爷称七窍为七行树、月宫有个乾树、王母有个蟠桃树、金母有个琳琅树、老君爷栽了一棵柏树和一棵剑树，释迦佛如来佛祖在树下打坐成功，吕祖爷说注神在天心休息处自然生出身外之身。

西北干方移一位为坎，日落大水，干坎之象也。乾卦一真阳落到坤宫，坤宫一真阴落到乾宫，于是天地交换，导致乾卦变成离卦、坤卦变成坎卦。坎离一交换，我们的性命也就交换了，于是戊土带性归于心脏，己土带命归于肾脏，戊土落到坎宫，己土落到乾宫，最后己土跟戊土一交换，性和命就交换了，结果是乾坤不做主、坎离当家。

坎为子方，冬至雷在地中，隐隐隆隆，至震而阳出地上矣。行树

之象也。**余可类推**。地雷复卦那是上边是坤卦，下边是震卦，震卦就是上边两个虚、底下一道属阳，即五阴之下一阳发生。

第二段即肇基于此，大地为冰，琉璃宝地。方寸中具有郁罗萧台之胜，也就是大地琉璃宝地。

光明渐渐凝矣。大地如冰的情况就是这个光把它凝结如冰，因为一切的东西只要接近这个光，都会被炼成为琉璃宝地，那么到了这个时候你练功的大事业就快成功了。

所以有蓬台而继之佛也，金性既现，到这个时间我们原来的本性（金性）就会发现。

非佛而何？佛者大觉金仙也，此大段证验耳。现在可考证验有三，下边有三个大的证验。

一则坐去，神入谷中。谷就是谷神，那个谷是空谷，这就是元神所住的地方。

闻人说话如隔里许，一一明了而声入皆如谷中答响，未尝不闻，我未尝一闻。你到了那个程度的话，别人心里一动你就知道了，也叫有六通。**此为神在谷中，随时可以自验。**你炼到那个程度就随时随地可以知道。

一则静中目光腾腾，满前皆白，如在云中，开眼觅身无从觅视。人在静中，忽然间这个目光腾腾，你的光朝那里边一看，偶然间身体就自动地好像要往上站起来的那个样子。切记到了这个时候，不要生起欢喜心，因为打坐不管发现什么情况，你都不要欢喜、不要害怕。

此为虚屋生白，内外通明，吉祥止止也。到了这个打坐阶段，这个屋里全都是亮的，但那个亮光不像电光也不像月光也不像打雷的光，猛然间你还说不上来是个什么光。

一则静中肉身氤氲如绵如玉，坐中若留不住而腾腾上浮，此为神归顶天，久之上升可以久待。你们看我这么大年纪了身体还这么光滑柔软，曾经有讲课的大师和我握手，她说我的手柔软得跟个小孩子的手似的。不过你练功发现了这些情况，千万不要生起欢喜心，要自自然然地接受。

此三者皆现在可验者也，然亦是说不尽的，随人根器各现殊胜，如止观中所云善根发相是也。此事如人饮水，冷暖自知，须自己信得过方真。先天一炁即在现前证验中自讨一炁，若得丹亦立成此一粒真黍珠也，一粒复一粒，从微而至着，有时时之先天一粒是也。有统体之先天一粒，乃至无量也，一粒有一粒力量，此要自家胆大为第一义。你练功出现什么情况都不要害怕，尤其是不要有欢喜心更不要对外自夸，更要谨言慎行，福祸相依。大药冲关的情况，我在这里不需要跟你们细讲，上边讲到了第二层关、第三层关的情形，以前我晚上关灯睡觉，能看见屋里头掉个针，师兄师弟们也都知道我这个情况，所以你慢慢地练功，走到哪一步程度上也不要太欢喜了。

3.2.2.8 第八讲　回光活法第七

回光活法的"法"字有三点水，右边的上边是一个土字，土字的下边像三个人合在一起，这三个人代表了三个东西，那三个角就代表东斗三星，而东斗属于木，木林则生气，万物都是从气上发展出来的。

"活"字右边下边是口字，右边的上边是"千"字，这个"千"字也像是一个站立的人。

那么这个光就不说了，回光这两个字也讲得太多了。

吕祖曰回光循循然行去，打坐回光要安安然稳稳、静静地去做，这个"然"字是以火来炼水炼土。如果不能把这些水火金木炼到一块的话，它们就会到处跑。

不要废弃正业，你修道打坐，但是还要做生活中其他事情，对于其他的事情采取"事来则应，事去则寂"的方式。但是大道者不可须臾离也，离者非道也，大道不离目前，离目前谈玄说道就是背道而驰。

古人云，"事来要应过，物来要识过"。子以正念治事，即光不为物转，当境即回，此时时无相之回光也。那么这句话意思是你应事的时候时时刻刻不要离开你这个光。道祖爷说修道要如鸡抱卵、如龙养珠一样，野鸡弄一些蛋放在那窝里，野鸡飞得很远很远，虽然它飞到树上，但它的耳朵时刻听着窝的蛋。俗话说鳖瞅蛋，鳖的窝在岸上，它虽然在水里面，可是头一直露在水面看着窝的方向。我们用眼光把全身的精华也能炼成一个真意。

此时时无相之回光也。你有事的话你只管做事，但两个眼睛始终在内里面守着，它们时时内返刻刻返照。

尚可行之，而况有真正着相之回光乎？日用间，能刻刻随时返照。不求验而验自至，你没睡觉以前你心里想着打坐，如果你做梦的时候还在打坐，那就说明你的功夫已经到家了。实际上你练功久了就不会做梦。因为梦就是神游，识神出去游玩也带着元神，从而耗散了你的精力。

不着一毫人我相，便是随地回光。我知道我只管注意炼我的功，那么光华随时随地不离开我。

此第一妙用，清晨能遣尽诸缘，静坐一二时最妙。早上起来你把一切的思想顾虑、一切的事情，都全部放下，你把心里放空，把脑筋洗净，然后静坐一两个小时。

凡应事接物只用返法，便无一刻间断，如此行之三月两月，天上

诸真必来印证矣。只要你好好打坐用功，两三个月之后，天上的神仙就会来印证你。

3.2.2.9 第九讲　逍遥诀第八

"逍遥"两个字都有走之旁，道字上边有一道两点，两点是日月。遥字上边是月光的月字，下边是个午字，午在山上，中间还有一个王字，午就是马属南方火，午字上边是个人字，人在土上坐着。走之旁是大海之中升上去一个太阳。

吕祖曰：玉清留下逍遥诀，回字凝神入气穴。六月俄看白雪飞，三更又见日轮赫。水中吹起籍巽风，天上游归食坤德。更有一句玄中玄，无何有乡是真宅。无何有乡是元神常住的地方。

律诗一首玄奥已尽，大道之要不外无为而为四字。上面是玉清留下的八句诗，下面就解释这八句。

惟无为故不滞方所形象，这就说的一个无为和一个大无为。无为没有什么方法，也没有什么形象。

惟无为而为，故不堕顽空死虚，作用不外一中。我们修道离不了"一"和"中"，以空为中，以静为守，一是先天的真气，也代表道。

而枢机全在二目，一切的天机转运阴阳，都离不了两个目。**二目者，斗柄也，斡旋造化，转运阴阳，其大药则始终一水中金即水乡铅而已。**北斗七星的斗柄上面有天罡星和紫薇星（或者称为玉衡、开阳、瑶光），斗柄里边含真气。两个目就如同斗柄一样，斗柄直接指挥这个斗罡。五斗包括南斗（六颗星）、北斗（七颗星）、东斗（三颗星）、西斗（四颗星）和中斗（五颗星）。这里用斗柄斡旋造化，不管转运阴阳也不管炼药采药，始终就是一个东西——水中金。

前言回光乃指点初机，从外以制内即辅以得主，此为中下之士修

下二关以透上一关者也。我们修大道转运阴阳都要靠斗柄，你始终不能离开眼睛，因为这两个眼睛就是斗柄。比如现在国王进入天心，两个光就手捧圣旨在宣诏万国大臣，然后把所有大臣招回送给国王。

今头路渐明，机括渐熟，天不爱道直泄无上宗旨，诸子秘之秘之勉之勉之。逍遥诀是本文各章精华总结。

夫回光其总名耳，你回这一道光或两道光，就能够把通天彻地的东西全部掌握并吸收下来，这里面还有很多内容。

工夫进一层则光华盛一番，回法更妙一番，前者由外制内，今则居中而御外。元神识神进入天心，光在外如同奉圣旨以诏万国的大臣。

前者即辅相主，今则奉主宣猷，面目一大颠倒矣。法子欲入静先调摄身心自在安和，放下万缘一丝不挂，天心正位乎中，然后两目垂帘如奉圣旨以召大臣孰敢不遵。俗话说"放下万缘毫不起，此是先天真无极"，两个眼睛垂帘往下一看，就像是在传圣旨，以便召回万国大臣。

次以两目内照坎宫，然后用两个目的光照坎宫。

光华所到真阳即出，光华所到之处所到的地方真阳必然出来，因为光奉圣旨来招大臣，这些地方的真气就如同大臣，那么在光的照耀下阴气消灭、阳气上升。

以应之离，外阳而内阴，干体也，一阴入内而为主。识神如悍将占据天心。

随物生心，顺出流转，今回光内照，不随物生，阴气即住，而光华注照，则纯阳也。光如果散乱的话就往外看为离，从而见物生心、跟着外物走了。两个眼睛一垂帘，往内边一看内照坎宫，光把上下阴气照化成真阳，它们和中间的阳气一起上升。

同类必亲，故坎阳上腾，非坎阳也，乃是干阳应干阳耳。坎中真阳实际上是原来乾卦进入坤卦的一阳，现在取坎填离，天归天地归地。

二物一遇便纽结不散，缊缊活动倏来倏往，倏浮倏沉，自己元宫中，原来这一阳就是从天心下去的，所以现在这一阳又提升回来。

恍若太虚无量，徧身轻妙欲腾，所谓云满千山也。这个真阳提升上去又补到离卦里头，那个离卦又变成乾卦，坎卦又变成坤卦。

次则往来无踪，浮沉无辨，脉住气停，此则真交媾矣。坎离真交媾则乾坤坎离归原位，能炼成这个程度，那么大药就稳定了。后面还有天地的反复，也就是天地交媾。前两句的解释都在这里。

所谓月涵万水也俟其杳冥中忽然天心一动，此则一阳来复。一阳来复活子时，在这个稳定的时候阳气就会发生了。

然而此中消息要细说，凡人一视一听，耳目逐物而动，物去则已。此之动静全为民庶。如果你是因为听到什么话或者见到什么人或物，造成你有了一些不正确的男女思想，导致你的阳气一动，这个也叫活子时，但这个不是真子时，"全为民庶"，这些都是民间的事情。

而天君反随之役，是常与鬼居矣，天君是我们的真性、真意，魄是鬼、识神是魂，魂就是魄的一个主人。魄贪物、贪色、贪钱、动气，魄也是识神。天君是我们本身上的一个真人，它原来跟鬼在一起住着，那么正面一动就是识神，识神一静就是元神。

今则一动一静皆与人居，天君乃真人也，彼动即与之俱动，动则天根；静即与之俱静，静则月窟。动静无端，亦与之为动静无端，休息上下，亦与之为休息上下。所谓天根月窟闲来往也。天根和月窟好像是两个地方，实际上是一个地方，这个地方就在脐下一寸三分处，这里是生你的那个脐下，不是现在后天的这个肚脐。

天心镇静，动违其时，则失之嫩。天心已动，而后动以应之，则失之老。天心一动即以真意上升干宫而神光视顶，为导引焉。男子真正的东西一动，或者妇女例假一来，这个时候天心一动，你就以真意上升至乾宫，乾宫就是天心这个地方，同时拿两个神光朝顶门看，这个时候不能往下看了，因为如果你往下看它马上就会散了。俗话说"未通水来先筑坝"，筑坝就是筑基，炼己筑基，己就是你个人的真意、真土。导引是直接引着你一切的东西直接地上昆仑顶，打到太空去，具体方法需要明师指点。

此动而应时者也，天心既升干顶，游扬自得。这一句话的意思是好比天上铺天盖地的都是云彩，地下也是云彩，你只要能在天心上边一收，地下的云彩就呼呼叫地往上跑，它和天上的云彩融合到一起。

忽而欲寂，急以真意引入黄庭。真意把天上地下的东西全部都领入黄庭了，目光是中黄神室，此时你把目光直接对准天心。

既而欲寂者，一念不生矣。这个时候你要扫除一切的杂念。

视内者忽忘其视矣，你直接往内里边看。

尔时身心便当一场大放万缘泯迹，即我之神室炉鼎。一切的东西都泯迹，所有的杂念都没有，神室是神住的地方。炉鼎，炉是下元的东西，是真水，鼎是上面的真火，太阳火。月窟玉炉，炉鼎是它，炉也是它，鼎也是它。

亦不知在何所，欲觅己身了不可得，此为天入地中，众妙归根之时也，即此便是凝神入气穴。上边这些文字都是解释"玉清留下逍遥诀，四字凝神入气穴"，这两句始终不离开斗柄。

夫一回光也始而散者，欲敛六用不行，此为涵养本源，添油接命也。既而敛者自然优游，不费纤毫之力，此为安神祖窍翕聚先天也。

这下面就开始第二个两句的解释。这个人的心思不宜散，不要有杂心杂念，而且千万不要费一毫丝力，否则这个真气立即就散了。此时真意已经上升乾宫，乾宫的光一直看着太空，万物皆归，只要你把神在这个先天的祖窍里头住着不动，必然能够把先天的气全部收回来。

既而影响俱灭，寂然大定，此为蛰藏气穴，众妙归根也。妙是兑女。离卦里头那一阴就是兑女。

一节中具有三节，一节中且有九节。我们练功有三个转移，每个转移又有三层功夫。我们吃的五谷这个精是凡精，炼精化气就是炼凡精归于元精，然后炼元精归于气，第三步炼气归于金丹，最后炼金丹归于道胎，炼一次你的功力涨一次。三个转移有一个转移是指在上丹田炼胎神（出阳神）。

且俟后日发挥，今以一节中具三节言之。当其涵养而初静也，翕聚亦为涵养，蛰藏亦为涵养，至后而涵养皆蛰藏矣。涵养入定时间是三年或者九年。"秘"字是一个禾加一个必字，"密"字是一个宝盖头，加一个必，底下一个山字。第一个秘是先天的事情，第二个密是后天的事情，因为后天有物。这两个秘最后都达到大蛰藏即永远不动。蛰藏有三个，第一个是你采药的时候必须要沐浴，采药到上边天根的时候，一定在泥丸宫里它要多停一会，这样精水才能化了元精，把它化成一点个神水，第二个是在神水一入内，神水只要过了咽喉，达到天突一窍和膻中穴之间穴位，就开始响雷了，内里面轰隆轰隆一直地响声到底，你到了这个程度就自然知道。

中一层可类推不易处而处分焉，此为无形之窍，千处万处一处也。窍是在太空中无形无象的。我们大家练功的时候一定要把它作为一个太空，而不是在头上这个地方、那个地方的东西，那样子你就着相了。

你打坐的时候把天地看成一个整体，把我们上边和下边之间的隔断打开，这样就把上下看成一个大屋子，我们就在这个大屋子里面坐着，当然最后这个大屋子也没有了，那个太空也没有了。你心里越静，就好像到了无边无际云雾当中，你千万不要把它当作天地那就着相了，你一着相那个大雾的光就呼呼叫地收成一点点，光也立刻没有了。我到过这个程度，所以告诉你们这回事。

此为无候之时，元会运世一刻，我们的一切的修道的大事，就在这一刻之中成功了。**凡心非静极则不能动**，我们通常的动是因为心思太重而动。**动动妄动非本体之动**，而不是你那个真性真精真气引起的动。**故曰感于物而动，性之欲也**，男女一见而动都是欲心。**若不感于物而动，即天之动也。是知以物而动，性之欲也，若不以物而自动，即天之动也。**你采药炼丹的时候，不以物而动才是真动，见物而生心动那都是凡欲的事情。**不以天之动对天之性句落下说个欲字。**说来说去都是欲来欲去。**欲在有物也，此为出位之思。**由欲心而发动都不是正位。**动而有动矣，一念不起则正念乃生，此为真意。寂然大定中，而天机忽动，非无意之意乎**，无为而为即此意。无为是指活子时的正子时，是真阳发动。无为后边还有一个大无为。无为是采药炼丹运行小周天，大无为就是把金丹化成道胎运行大周天。

诗首二句全括金华作用，次二句是日月互体，金华就是金光，金光在起作用，日月互体就是说坎离之中的天地日月。

六月即离火也，白雪飞即离中真阴将返乎坤也。炼到第二个程度坎离回乾坤，从天上要下来像白雪一样的东西，这个是阴气返坤卦的过程。

三更即坎水也，日轮即坎中一阳，将赫然而返乎干也，取坎填离

即在此中。 这两句就是说乾卦里头变成离卦，离卦的真阴返回来就叫白雪飞，它回归坤卦。日轮赫是指坎宫的这么一点真阳之气，赫赫朝上朝，它直接返回到乾宫。上面的过程就叫取坎填离。

次二句说斗柄作用， 这两句说的是斗柄作用。

升降全机水中非坎乎，目为巽风，目光照入坎宫，摄召太阳之精是也。 这个目光能把坎宫的东西提上去。我写过一个偈语："巽风吹到水面上"，目为巽风，坎宫属水，目光把坎宫的真阳招收回去，这个真阳就是原来天上的那个真阳之精。

天上即干宫，游归食坤德，即神入炁中，天入地中，养火也。 天一生水，地二生火，天地都在一起。天入地中，不是天上合到下边（从头上下到腹里）。天入地中就是神入气中，我们拿火养天上这个人。

末在二句是指出诀中之诀，诀中之诀始终离不得，所谓洗心涤虑为沐浴也。 炼药以后再不要动了，因为再动就要伤，我们称这个过程叫沐浴。沐浴是洗这个心上的思虑杂念，因为你一起念，火就热，那么你意一动，水就凉，所以在这个时间一定要保守住道胎，私念一点儿都不敢动。

圣学以知止始。 儒家称为知止。

知止始以止，至善终。始乎无极，归乎无极。佛以无住而生心为一大藏教旨，吾道以致虚二字完性命全功。 致虚是达到真正的虚。元始天尊说"虚无自然是真要"，直接叫人达到虚无自然。老子道德经"致虚极、守静笃"，我们道家以"致虚"二字完性命全功。

总之三教不过一句，为出死护生之神丹。 为什么要三不妄出、六不妄入？因为神离身谓之死，神回来入身谓之生。玉皇爷的《胎息经》上面说神离身谓之死、神归身即是活。

神丹维何？曰一切处无心而已，吾道最秘者，沐浴，如此一部全功不过心空二字足以了之。丘祖爷说过如果人能达到心空两个字，则立即成功。此一部全功不过心空二字足以了之，今一言指破省却数十年参访矣。这两句话说的太实在了。

子辈不明一节中具三节，我以佛家空假中三观为喻。"觀"字上边是个草字头，类比眉毛，草字头下面有两个口，它们类比眼睛，还有一个独立依着的人字，右边是两个土，上边还有一点，如果去掉那一点的话，是两个土，不去掉这一点，就是个佳。那个"見"字，把底下那个儿字去掉，就是目光的目，目藏日月。第一观是空，第二观是假，第三观是中。

三观先空看一切物皆空，次假，虽知其空，然不毁万物，仍于空中建立一切事。不著万物谓之清，心中不留一物谓之静，心中一念不起谓之真静。孙悟空就是首先叫人达到真正的空，元神就是真空，它无形无踪无形象。

既不毁万物而又不着万物，此为中观，当其修空观时。修道要修过空洞这一关。

亦知万物不可毁，而又不着此兼三观也。我们如果救一个虫也好，能救一个蚂蚁也好，我们能不毁就不要毁。

然毕竟以看得空为得力。济公说过"天也空，地也空，一切万物皆是空。夫也空，子也空，到得头来一场空"，我们不要有私心，大道是公开的。

故修空观，则空固空，假亦空，中亦空。修假观是用上得力居多。要把一切东西都看成是假的。俗话说"活人背着死人走"，我们说话是谁让说的？我的手动是谁叫我动的？我们这个身是被动的，离开了我们身上的那个真人的话，这个身体就不起作用了。

则假固假，空亦假，中亦假，中道时亦作空想，然不名为空而名为中矣。一切的东西都看成空、假、中三个字。

亦作假观然不名为假而名为中矣，至于中则不必言矣。吾虽有时单说离，有时兼说坎，究竟不曾移动一句。开口提云，枢机全在二目。我们生死之关就在一个地方。只要你们记住那个东西，我们修大道百分之八十以上都能成。

所谓枢机者用也，用此斡旋造化，非言造化止此也。造化是中间那一点，生天也是它，生地也是它，生万物、生一切东西都是它，但我们死的时候，它还是先死。

六根七窍悉是光明藏。六根和七窍都是我们修大道需用的东西。七窍一窍也，六根是一根。上有七窍，内含于心；心有七真，收魄于斗；斗谓之魄，水谓之精；种水于月，种月于光；有情无情，均沾灵光道气。先有紫薇，紫薇生太阳，太阳生地球，地球才生月亮。月亮是绕地球转的，太阳是绕着紫微星转的。

岂取二目而他概不问乎，我们练功要先取二目为主。

用坎阳仍用离光照摄即此便明，我们先从地下把这个水抽上去，底下必然要用离光照摄它。丘祖爷有一句话"架火封地，水银成形"，架火，把这个火架到地下，把这个地封住，那么这个地就像一个锅，那么水就在这个锅上边，如果我们把火架到海底下的话，就把这个水蒸发成形。火把一个大海的水才能练出来一颗跟小珠珠那么大的一点。

朱子云，长师讳元育，北宗法派当云，瞎子不好修道，聋子不妨。瞎子不好修道，聋子能修道。

与吾言暗合。眼不观物、耳不听声、口不言语，自自然然大道成功。瞎子没有眼睛却有耳朵，聋字没有耳朵却有眼睛。瞎字左边是眼目的目字。过去说过，修道如同"三子"，三子是指一个聋子、一个瞎子、一个哑子，这三子归根结底就是神气精。

特表其主辅轻重耳。日月原是一物，其日中之暗处是真月之精，月窟不在月而在日，所谓月之窟也。日月原是一个东西，日为火，月为水，日光背后就是月光，月光的正面亮处就是日光，所以日月是一个东西。

不然只言月足矣，月中之白处是真日之光，日光反在月中，所谓天之根也。不然只言天足矣，一日一月分开止是半个，合来方成一个全体。一日一月合到一块是明字。我在山东住了九个月才悟出"明"和"體"两个字。日是东部神州，月是西牛贺州。道属东属于朝阳，佛教属阴在西方。日月是一个东西，在我们本身上，上边有日月、有日光和月光，在没生之前它们是一个东西，在母腹的时候，戊己不分，但生下来以后，戊带性归于心脏，己带命归于肾脏，这样就上下分开的。

如一夫一妇独居不成家室，有夫有妇方算得一家，完全。有夫妻才是一家人。

然而物难喻道，我们本身上有四个阴阳、两个天地。

夫妇分开不失为两人，夫妻两个人一分开就是两个人了。

日月分开不成全体矣。知此则耳目独是也。耳目实际上是一个东西。耳为肾脏之门，眼是心脏之门户，本当它是一物。

吾言瞎子已无耳，聋子已无目，如此看来说甚一物说甚二目。说的是二目，实际上说的是一物。

说甚六根，六根一根也，我们人五官生成了以后，从五官上边下来一条直线，就是我们的督脉，从督脉下来再先生两肾，"山"字就是下边那两个肾。

说甚七窍，七窍一窍也。吾言只透露其相通处，我讲的是相通的地方。**所以不见有两，子辈专执其隔处，所以随处换却眼睛**。心是眼，眼是心，眼到心到，心到眼到，心到不见眼，眼到不见心。看东西你来不及分辨，那用的是真性之光，后来你用心一分析看见的东西，就成了识光了。你打坐的时候，你眼光发现东西你不要分辨，眼光一到真性已经到了，真性到了，如果你再用意，那就是后天的东西了。所以不要用意而意已经到了，这是打坐必须记住的：再不要用意了！

3.2.2.10 第十讲　百日立基第九

百日立基说的是一百天立基，就是把自己的心要炼固定了。我们从小到现在，每一年每一天学习的那些东西都在脑海里头，我们要把它们都清洗出去，连你心脏内的一些注想的东西，也要全部清理出去，做到清心静脑。清静无为就是你首先一点东西都不能有，等清静到极点的时候，那无为的东西就发现了。

吕祖曰：《心印经》云"回风混合，百日功灵"。回风就是回转我们这个光。只要你能把这个光回到你元神住的地方，不求验而验自至，不成道一切的大道都成了。这个回光能把识神消灭了，能把魄气纯阴之气消灭了。

总之立基百日方有真光，如子辈尚是目光非神火也。我们现在的目光不是真光，也不是神火，只有经过一百天修炼自然成就神火。我们炼到有了慧光之后，那么昼夜里我们内外都全明，天地下没有黑暗的地方。

回之百日，则精气自足，真阳自生，水中自有真火。只要你回光，炼上百日，则精气自足，真阳自生，水中自有真火。

以此持行，自然交媾，自然结胎。吾方在不识不知之天，而婴儿自成矣。我们道家修炼的方法，在不识不知之天，而婴儿自成矣。当真精一发动的话，你思想不动，只要思想不动，当下就得胎体，那是真正的先天真阳之体。但是你心里一动，怎么用后天啊用意啊，一用意那就变成后天的东西了。

若略作意见，便是外道。你稍微用念用意的话，稍微用你的思想行动，就入外道了。两目的光，就是元神、真意和真性三个东西的外体，一体生三身吗，一个身体里边包括三个人，我们道家讲就是原始天尊、灵宝天尊和道德天尊。人生先生二目，人死先化二目。人死的时候光化的看不见了，眼光没有了，他那个神先死。

百日立基非百日也，一日立基非一日也。一息立基，非呼吸之谓也。这个清楚了吗？那个一息不是要你从呼吸上炼啊。总的来说，不是叫你们弄这个呼吸，你越弄呼吸，离道越远。南极仙翁《唱道真言》说，人练功能炼到异香扑鼻的话，那么已经快接近飞升了。而柳华阳把四层功夫说出了三成，最后的异香扑鼻他没说出来。一息，非呼吸之谓。**息者，自心也。**息本当是自己的心，心不能动，心是个固定的东西，心中有灵机有灵意。元神在目，元神就在眼光之内。

自心为息，元神也，元气也，元精也。自心为息那是元神，而不是那个呼吸的吸。**升降离合，悉从心起。**元神就是先天，能够生天生地生万物。**有无虚实咸在念中。一息一生持，何止百日。**有中似无，无中似有，有无相生，虚实相生，虚中生实，我们炼到最后还是归回虚无。**然百日亦一息也。**一息一生持，我们那个真阳一发动，它生一回，你持定一回，收一回；它生一回，你持定一回，收一回。那么你练得快的话，五十天左右六十天大致就成功了。

百日只在得力。昼间得力，夜中受用。夜中得力，昼间受用。年轻男子睡觉要采用武睡方式，右手握固拳，左手枕在左耳（虎口绕耳朵），这样耳朵听得清楚，然后两个腿抻得直直的，"蛰龙卧虎两般事"，侧身睡为龙，趴下睡为虎，这个武睡防止夜间阳精往外发动，可以保守阳精。中年人采用半文半武的方式睡觉，腿一条抻着一条蜷着，一只手握固拳搭在腿上。老年人要采用文睡的方式睡觉。俗话说"有道没道学狗睡觉"。狗睡觉它的鼻子快插到肛门上了，两个前爪子把鼻子捂得结结实实，把它的嘴捂结实。鹿睡觉也是把鼻子插到肛门那，白鹤睡觉它把头拐过来，把脑袋插到翅膀底下，它的嘴也是挨着肛门，龟睡觉，是把头弯到后头。这三种动物都是有万年之寿，如果它不受伤，它的寿数没有一定。反过来猿猴不长寿，因为猿猴动荡不羁。我们要向长寿的动物学习。

吕祖爷说过"认时得气力思量我"，这个时是活子时的时。如果你一天一夜能有七八九次活子时，你就要小心了，因为精气快满了大药快冲关了。这个时候你往那一静，把东西收回来，收回来以后再工作。舌抵上颚，就是把桥搭起来之后东西从桥上走，因为走桥下就到五脏去了。以前先天的门是闭着的，真东西来了天门自然打开。

百日立基，玉旨耳。上真语，无不与人身应。我们讲的这些东西都在人身上，而不在外边。有些人拜四方之气，有些人借太阳气，很多人都把身体搞坏了，这些都是走错旁门啊，你急需赶快地慢慢地纠正。

真师言语无不与学人应。我把真正的话语跟你们说清楚，这样你不走弯路。

此是玄中之玄，不可解者也。后天真阳之气叫玄，先天真空妙有那个叫作玄中之玄，玄中之玄还有玄，如水漩涡一样一个套一个。先天的真阳，也叫真神，叫作玄中之玄，大气叫玄。我们这个白光里头有黑光，黑光里头还有一个黑光，他那个一个圈圈一个圈圈里头那就是一道黑光。我们修道谁也脱离不了那最后的一点真阳，那是真正的先天一点真东西，不可解也。你要学一门，不要乱动，也不要弄呼吸，也不要用心，你稍微心一动，就是旁门。不要你用一点之力，纤毫之力，连一个须弥的力量，连一个针尖的力量都不要你用，因为你一用力就成了旁门歪道了。很多人越炼就离自己的生命越来越远，可惜他自己还不知道。

见性乃知。当你明心见性的时候，你就会见到你本来的面目。**所以学人，必求真师受记**。学人就是学修道的人，必然要找到真正的师

住性发出，一一皆验。你的力量主动地发出去的话，身体会逐步得到效验。

3.2.2.11 第十一讲　性光识光第十

炼先天功法是光与光交，炼后天功法是精与精交，先天的日月称为光，后天的日月称为精。性光代表先天，识光代表后天。

吕祖曰：回光法原通行住坐卧，"通"字啊，原来的通字有一个框框，这个框框代表屋，先写上面那两道再写底下一点，这一点就是先天一点，底下那个用字有三道，这三道就是身前的任脉、身后的督脉和身中间的冲脉，走之表示这一切的东西都在大海里头，练功就是炼性水。行住坐卧四个字，其中行是走路，住是停止，坐是打坐，卧是睡觉。俗话说"行住坐卧不离这个"，这个就是天心。

　　要自得机窍，机是发动之机，窍是屋窍。**机息窍也无，机动先天窍。窍是门户。吾前开示云，虚室生白，光非白耶。但有一说，初未见光时，此为效验。若见为光，而有识意着之，即落意识，非性光也。**有些人早晨起来跑得满身大汗，满身的汗往下淌，你要知道这样伤害你身上多少精血！你知道多少米才变一滴血？多少血才变一点气？那么多少气才能变一滴汗？

　　子不管他有光无光，只要无念生念。天上的太阳铺天盖地照到地球上，我们本身上的精华也在我们身体里面铺天盖地地运行着。这些都不需要你用力，你一点力量都不要用。只要你往鼻尖上一看，那个光不用请求就自然而然地照上去了。

　　何为无念，千休千处得；何谓生念，一念一生持。此念乃正念，与平日念不同，今心为念。"念"字上面是今字下面是心字。凡是人的念头一起来，就是有心了。**念者现在心也，**不管你想什么东西，中间都有个思，这里面虽然有你的本性，但也有识性。**此心即光即药，**此心即是光即是药。

　　凡人视物任眼一照去，不及分别此为性光。眼虽然看到东西但不管它是什么，这一转眼之间，用的是真性之光，如果你用心分辨它是什么东西，用的就是识光了。

　　如镜之无心而照也，如水之无心而鉴也。有人打坐的时候怀里抱面镜子对准自己，他只看那面镜子，这样时间长的话，他的灵魂就会脱离他走到镜子里面了，他自己就变成鬼了。上面的镜子实际上是指我们的这个光！

　　少顷即为识光，以其分别也。镜有影已无镜矣，水有象已非水矣，光有识尚何光哉。眼里刮进去一点儿灰子，你眼里头受得了吗？我们的眼里面一点点灰星都不能存在。我们这个心看到光，光里面也不能有一点东西，你来不及分辨它就是性光，你用心一分辨它就变成识光了，因为光里面有其他东西了。

子辈初则性光，转念则识，识起而光杳不可觅。非无光也，光已为识矣。这上面这一段话的意思就是不叫你加丝毫的力。

黄帝曰"声动不生，声而生响"，即此义也。你炼时间长了，无论你在做什么或者睡觉，子时一动，阳气一动，你马上就有知觉就知道了，然后你就慢慢地起来，然后安然地入静，身体自然就一点一点地被炼化。

楞严推勘入门曰，不在尘不在识，惟选根。尘为外物，识为内物，眼耳鼻舌身意是六识，外物有六色，它在巽根。我们两个目是巽风，所以要用这个巽风去收它们。

尘是外物，所谓器界也，与吾了不相涉。逐之则认物为己物，必有还通还户牖明还日月，借他为自，终非吾有。我们本身上这个电，就像一个吸铁石。你的阳性一动，就好比是阳电，无论你这个阴电在哪里，它很快就被吸引上去结合。只要你灵机一知道，一发动，很快你就把它收回来。那你一用心，就成为后边的识神了。

至于不汝还者，非汝而谁？明还日月，见日月之明无还也。日月合在一起是个明字，日属于我们东方的道，月属于西方的佛，西方属阴，东方属阳，阴阳不能离。

天有无日月之时，人无有无见日月之性。人没有一时一刻不见到日月之性，因为没有这个日月之性，谁也不能动不能活。

若然则分别日月者还可与为吾有耶，不知因明暗而分别者，当明暗两忘之时，分别何在。道祖爷叫我们第一忘身，第二忘心，身是气之府，心是神之舍，身心俱忘，大事就成功了。

故亦有还此为内尘也，惟见性无还。 见到本性你就不知道有日月，也不知道有天地。**见见之时见非是见，则见性亦还矣。** 上面共有五个见。把耳目都忘记了，你也不知道自己在哪里了，你的本性才真正回来。

还者还其识，流转之见性，即阿难使汝流转心目为咎也。 心背后是真性，性的前面就是心，月光的前面是日光，日光的背后是月光。心一动，那么真性不见了，真性一见，识念（心）就没有了。好比唐僧和观音菩萨本质上是一个东西，唐僧是后天的，观音菩萨是先天的，所以在西游记里面唐僧和观音菩萨都不会直接见面的。

初八还辨见时，上七者皆明，其一一有还，姑留见性，以为阿难拄杖。究竟见性即带八识，眼识、耳识、鼻识、舌识、身识、意识、传送识、阿赖识。《元始天尊圣贤得道经》上有八识，猪八戒就是戒八个识，他最爱讲散伙。我们炼到最要紧的时候，就怕真意散伙，因为真意一散，那么所炼的东西全部会消失，你多年炼的东西全部都浪费了。

非真不还也，最后并此一破，则方为真见性真不还矣。 老君爷那个《了心经》要背会，张三丰的那个《参禅歌》要多读。我们开始练功都是用的识神（识性），慢慢地两个光如同太阳之火，把这个识神守在天心让它不动，久而久之，阴气就被全部照化，识神一死就变为元神。

子辈回光，正回其最初不还之光。故一毫识念用不着。使汝流转者，惟此六根，使汝成菩提者亦惟此六根。而尘与识皆不用，非用根也，用其根中之性耳。今不堕识回光，则用根中之元性，落识而回光

则用根中之识性，毫厘之辨在此也。用心即为识光，放下乃为性光，毫厘千里不可不辨。丝毫之中间相差千里啊。

识不断则神不生，心不空则丹不结。心净则丹心空即药。心净是丹的基本，心空就是药。

不着一物是名心净，不留一物是名心空，空见为空，空犹未空，空忘其空，斯名真空。吕祖爷说了"空假中"三个字，先叫人看一切都为空，然后看一切的东西都是假的，最后真静为中。不能用心来守，因为心守容易出麻烦。另外眼睛可以擦但是千万不要揉眼，眼是真火，你揉两下就会出麻烦。

你练功的时候就把这块儿的天地看成一个大空洞的东西就对了，不管你到什么时候练功，你不要认为我就在这儿练功呢，静到极点，那个真空的那个景象就会现出来的。大家回去睡觉的时候好好地思量思量，我所讲的东西你一思量，你脑筋里头神识就知道了。

3.2.2.12 第十二讲 坎离交媾第十一

"三关九窍一齐开"，这里九窍不是脸上七窍加下边水道、火道两窍，三关也不是尾闾、夹脊、玉枕。俗话说"上有九下有九，知九九好下手""三关紧闭莫放松"，到大约过关的时候，三关九窍才会一起开。

我们身体里面前一条通天路，背后一条通天路，中间还有一条通天路，吕祖爷说夹脊直通玉京大道也，直接通天彻地，人家是说的那个夹脊。有一个道祖是这样说的"前三三，后三三，收拾起，一丹担"。我说过"后有通天白玉柱，前有架海紫金梁"，白玉柱就是身体的骨骼系统，架海紫金梁就是我们这个太阳光。

吕祖曰，凡漏泄精神动而交物者，皆离也。凡收转神识静而中涵

者，皆坎也。**七窍之外走者为离，七窍之内返者为坎**。坎离不是心和肾，我们的神光往外看属离，往内看属坎。内观为坎，就在这转瞬之间，坎离即相互转变。两个鼻两窍，两个眼两窍，两个耳朵两窍，一共是六窍，六个窍就是六虚，六虚就是坤卦。我们的大事都在六虚之中。六虚之中真正地有天心，七窍往外走者为离，七窍往内返者为坎。

一阴主于逐色随声，我们这个神为阴，我们的真气为阳。我们一切的七窍的光华，往外去，那就是随离光，色是色相的意思，色为声，声为相。我们耳朵一听，伤我们的精华，眼睛一看，伤心光，那么鼻口一说，伤我们的中气，大气之中就是脾土，为土。

一阳主于返闻收见，我们不去闻不去听不去看。

坎离即阴阳，我们修身就是修那一阴一阳，一阴一阳就是铅汞，我们的神为阴，大气为阳，道气的意思指真正的大道就是先天的真气。天心第一，生壬水，那就是我们现在一点真气，那就是道气。

阴阳即性命，性是在先天，为灵，在地为宝，所以叫灵宝，这就是归于中线上了。开头说的神和气，现在说的性和命，这么拐过来性命又归到身和心上了。

性命即身心，身心又说到后天的东西了，身是气之府，心是神之舍，这个身是先天五行中间那个身，这个心是先天五行中间那个真性。

身心即神炁，身心不是心脏的心，也不是我们身体的身。我们先天那个身，有什么身，那是五行中间真正的身体，那是金刚不坏之身，是说的那个身。有形者有生灭，无形者是万年永远不生不死的东西。

一自敛息精神不为境缘流转，敛息就是叫你管制的意思，一定不让它动。

即是真交媾，那真是阴阳交媾之时。

126

而沉默趺坐时又无论矣，"眼不观身耳不听，口不言语自长生"，我们就是闭这三关，常神思内守，保守原物，保守元神不动，自然而然成功。

3.2.2.13 第十三讲　周天第十二

张三丰的《参禅歌》把大周天小周天也讲了，要好好背会，以后练功遇到那个景相，你就不慌不忙、安安然然处理。

吕祖曰：周天非以气做主，不是说拿那个气跟这个气交，**以心到为妙诀，**心到了，眼精气血一切的东西都会到。但如果眼先出去了，随后气就跟着出去，然后是血、精都跟着走了。血和气走得快，而精走得慢，因为精属凉如同我们用腿走路一样慢。虽然精是我们一身之精华，但它不是一身之主啊，我们的一身之主是真正的先天之灵性。

若毕竟如何周天，是助长也。"長"字上面有三个真人在那，这三个真人往大里说就是元始天尊、灵宝天尊、道德天尊，往小里说就是元神、识神和真意。

无心而守，无意而行，仰观乎天，三百六十五度，刻刻变迁，只要你一心静守，则精水自足、神光发生、意土宁定，意土是神光和真意凝结而成的真意灵火。

而斗柄终古不动。斗柄从练功开始到结束，永远不会动。

吾心亦犹是也，这里的心是指我们心脏的心，心上坐的是识神，我们的光里头坐的是元神。俗话说"斗柄在我，我命在我不在天"，那你只要把握着这个斗柄不动，把神光炼成金丹，则千秋大业成功。不要等着人死的时候动，那样它唰地一下子就看不见了。

心即璇玑气即群星，我们周身的气自自然然昼夜循环，不用你费一点力气，就如同我们周天的星星，它们自自然然地绕着紫微星转。

127

我们周身气血精华，也围绕身体的紫微星转，这个紫微星就是最初生我们的时候最开始坐胎的那一点。只要我们保护着它不动，大气和一切东西归根结底会慢慢被炼化。我说过"修道如同一窝蜂，把住蜂王不放松，蜂王入到蜂箱内，周天蜜蜂自回中"，蜂王就是这个紫微星。我们保守住自己的元神直接在天心这个房子里头不动，自然而然就会成功。满天的星星都要绕着斗柄转，我们身上的大气就像周天的星星一样，斗柄就是上面的天心和下面的地丹。因为老年人要从底下开始，你从底下开始炼也离不了上面的天心，你从上面炼也离不了地上的地丹。

吾身之气四肢百骸原是贯通，不要十分着力。我们周身之气本当是自然而然贯通的，但你如果影响到了气，那么气就不自由了，就破坏了原本自然的过程。打坐用意太重就是控制气了。这个时候你要心情开朗，把思想往你的脚心涌泉穴上走，就能把天上的热气变清凉，脚心就好比是海底，热气经过海底的水就变成清清凉凉的气往上走了。还有只要身体不舒服你就可以赶快回转到天心。实际上你走到修道这条路上之后，就如同刀刃上滚珠一样非常艰难，不是偏到这边就是偏到那边。根据我多年走过的经验，我们面前有五条道路，脊柱背后有七条道路，一共是十二条道路如果你走错岔路了，就赶快回来，慢慢地安安然然地从中路直接下去。

于此锻炼识神，断除妄见，然后药生，药非有形之物，此性光也。药不是有形的东西，所谓男子气化精女子气化血，这都是后天修炼的方法。精血会随天地而败坏的，如果把它们炼化，最后都会返还到气上，因为精血本身就是气化而得。炼精化气就是先炼我们吃的这个五谷而得到的精，把它炼诚纯清无浊归回先天的元精，然后把元精再炼回来，回归先天的元气。药就是性光，我们采炼的就是性光，谭长真真人说过"千圣万贤千言万语，无非就是叫你识得性光"。炼性、炼命、采药、筑基、生道胎都是性光！

而即先天之真炁，先天的光就是先天的真气。**然必于大定后方见，**我们能把心定住，大道方成功。**并无采法，**没有什么采法。**言采者大谬矣，**采法都是大错而特错。**见之既久，心地光明，自然心空漏尽，解脱尘海。**你见了这个光，久而久之，心地光明，心空则可解脱尘海。**若今日龙虎明日水火终成妄想。**龙虎、日月、水火、婴儿姹女等都是比喻，如果你当真就成了妄想。

去吾昔受火龙真人口诀如是，不知丹书所说更何如也。吕祖爷六十四岁见到他师父火龙真人。**一日有一周天，一刻有一周天，坎离交处便是一周。我之交即天之回旋也，未能当下休歇，所以有交之时，即有不交之时。**肾脏的气一动往外走，活子时一动，这一条真气就像孙悟空的金箍棒，就把心脏里玉皇爷坐的那个龙庭顶翻，心脏的灵魂知道了，先天的灵机在这个时候一动，就把海底的水全部吸上去。这是守下面的过程。如果从上面下功夫，你两目之光直接看天顶，看天上那个真顶，那么地下的地气一满，天上的天气已经满了，天上的云彩已经把天盖住了，那么你这个真光灵性，天光往上一聚，天上的气一守住，地气呼呼叫的，就像那个云彩往上涨，等天气一收完，地气也收完了。上面是小周天的过程。大药不冲关，不需要用吸、抵、撮、闭等方法。

然天之回旋未尝少息，果能阴阳交泰，大地阳和我之中宫正位，地气转来转去还是回归中宫天心。

万物一时畅遂，即丹经沐浴法也，非大周天而何。中宫天心在我

129

的正位上，万物一时畅遂，丹经之沐浴，此谓大周天。

此中火候实实有大小不同，究竟无大小可别，你只管炼，不用分小周天和大周天，前面是小周天，再经过大药冲关，这就是大周天。你只管这样地炼就对了，到时间身体会一层一层自然上去。

到得功夫自然，不知坎离为何物，天地为何等，孰为交，孰为一**周两周，何处觅大小之分别耶。**你只管活子时来一回你就炼一回，炼着炼着它自然会转到那个大周天，管它什么大小之区别。

总之一身旋运，虽见得极大亦小，若一回旋，天地万物悉与之回**旋，即在方寸处，亦为极大。**大小周天还是离不了在我方寸之处。

金丹火候要归自然，不自然，天地自还天地，万物各归万物，欲**强之使合，终不能合，即如天时亢旱，阴阳不合，乾坤未尝一日不周。**天地一会合，一切的东西自然而然地都跟着天地回转，回转到我方寸之处以后怎么办呢？还是不需要你强制动作。

然终见得有多少不自然处，我能转运阴阳调适自然，一时云蒸雨**降，草木醋适，山河流畅，纵有乖戾，亦觉顿释，此即大周天也。**炼来炼去始终不离天心，即大周天。

子等问活子时甚妙，然必认定正子时，似着相不着相，不指明正**子时，何从而识活子时，既识得活子时，确然又有正子时，是一是二****非正非活，总要人看得真，一真则无不正，无不活矣。**子时等一阳升、二阳升后，三阳开泰才是正子时了。这里说的是后天。实际上先天不得后天而没有地方存身，后天不得先天而不能变达。我们这个身体就是保存后天的东西，掌握天地的阴阳变化的先天的东西也在上面。修大道全凭大自然，人家问我怎么修这么快，我也是真不知道。我的灵机就常常保持我上边一点，它那边动了，我这边一静，一会就收回去了。有次我没事了，跑到上边一个玉皇殿的庙，我刚一坐下，心里这个在上边一静，大周天就开始转动。师父说过不让水流就赶快把你那个水龙头转过来，因为拿手捏是捏不住的。我们练功，把这个气合住，猛地一合，它这个气就要出去，比如炼八部金刚功就有这种力量。

见得不真，何者为活，何者为正耶？ "正"字是没有一点杂念，如闭月之潭清清亮亮，吕祖爷说"动静知宗祖，无事更寻谁"，动从静中来，它还从静中收。

即如活子时，是时时见得的，俗话说"男子天天到，女子月月来"，这就是男女活子时。不过还要区分正子时。

毕竟到正子时，志气清明，活子时愈觉发现，只要你志向灵通、安静、发现得快，你每天会有几回活子时。如果你一天一夜能来上个七回八回，就要准备大药冲关，比如要把我们这个东西就像浇花水管一样转过去，女的搬来艮中山，堵住北海眼，两脚为艮。社会上流传的拿核桃、拿手都是错误的，小孩子在母亲肚里的时候两个手一个手捂住鼻子一个手捂住嘴，下边的是两个脚跟对着火道和水道，我们练功要学习婴儿。最关键的是眼光千万不敢往下看了，因为眼光是你的真意，真意是你的思想，你的思想要加到天光里头，和天光一起往上窜到天顶，在从天顶看，于是一切的水倒流，"观世音倒坐天门观自在"，海水倒流如一股真气达到太空，这时候在太空要多停一会，它就变成神水入内。男女身体有变化也是自然而然的。能练到这个程度上，你三个月两个月不吃东西也不知道饥饿不知道渴，但口里自然有又甜又香的口水分泌，而且在这个阶段你随时只要一静，当时就没有呼吸了，身上百脉俱停，练到这个程度你就基本上可以逃脱生死。

那么在你没到这个程度之前，你千万要想个办法找一个修道的侣伴，比如在家夫妇一起修最好了，可以互相照顾。

人未识得活的明了，只向正的时候验取，则正者现前，活者无不神妙矣。

3.2.2.14 第十四讲　劝世歌第十三

吕祖曰：吾因度世丹衷热，不惜婆心并饶舌。吕祖爷把路都走熟了，我这几十年来也没走错路。

世尊亦为大因缘，度世救人是一个大功德。

直指生死真可惜。指出了从哪里生从哪里死，这就是直指生死道路。生者变，死者变，成仙得道又一变。

老君也患有吾身，传示谷神人不识。天谷穴就是谷神所住的地方，谷神就是老君爷，他是孤独之神，没有和他一样的神。

吾今略说寻真路，黄中通理载大易，正位居体是玄关。先讲黄中通理四个字，黄是指玄天，天上有天真黄人，那个黄人就是老君；中就是说的天心，天心中宫；通理，理代表一切的真性和大道的真理，通字有走之旁，走之上边那一点就是从大海中间升上来的一个太阳，地球是在大海里头，我们就是炼大海里边那一点，这个地球就是我们那一点！黄中通理载大易，"载"字上边是一个土字，右边是一个戈字，"我"字好比两个手掂两把刀，戈就是过去的勾连枪，这就是一个人使双枪，实际上双枪是一阴一阳，像在打仗，这就是龙跟虎在"鼎"里交战。看看这个"鼎"字，俗话说"有人识破天外天，我把日月一丹担"，"有人能解心中心，我把日月一口吞"。再看看"常"字，真真实实像一个灯，上面是灯光，下面是一个底，口装油，底下有三个腿。

"黄中通理"通到我们天心里头去，黄婆有五大真气，四大天每个大天里头都有五个真气，她把这所有的二十五种真气都送黄天宫即天

132

心里去。

正位居体是玄关，玄关即玄窍，有两个说法，第一个说法是说我们的真阳发动就是玄关；第二个说法是玄关是出生的时候最先生出来的。

子午中间堪定息。子和午中间是中，以空为中。间是什么？就是两个门中间，两个门的中间。"門"字有日头的日字，"時"字先有的一个日子，上边有一个土，底下一个寸，不离寸土，寸土就在这个日字里头中间。"堪"字上面有一个土字，下边还有一个人字，上面有三个土，这三个土是神气精，这个堪字好像是弄一个大东西，固定它那块儿。"定"字有个宝盖，下边是一个下字，底下是一个人字。"息"字是自心为息。所以"堪定息"是要把我们心中那个移动的东西定死。我们定到这个天心里头不动，许真人传道三十多年容颜还不败，他说我没有养生的办法，我就是定心。

光回祖窍万神安。我们脑筋用得多的话就像机器不停地工作，有时候会忘记很多东西，你倒回来想，脑筋一回转所有的东西全部都会想起来了。事情在你的脑筋里印上以后，永远不会变。你练出功夫了，走到哪一步，你的神就会指挥你，不用你费心，神思一明白，你是永远不会忘了，这个神里头没有它不会做的事。

药产川源一炁出，这个药是产在山峦里头，秘密的"密"字也有个山字，上边是个宝盖，底下是一个心字，这个心字还打着一撇，人心被劈下一刀，那就是死了，意思是叫你一切的心都死了不要再胡思乱想。这个密字是后天的先天真气所藏的东西，"秘"字是先天的一个神所藏的东西，"秘密"两个字就有那个大智慧在里头。

透幌变化有金光。透是通达的意思，我们练功慢慢摸索，身体变化后神气合在一起，它合在一起后就必然变化出金光，然后把金光直接安在神住的这个祖窍里头。

一轮红日常赫赫。"常赫赫"就是坎中的真阳转回到太空，回到那个乾阳里头去了。金光就是代表乾阳，乾卦是那一个赫。天地的变化，太极还转回无极，也就是乾坤变为坎离，坎中真阳归乾卦，离中真阴归坤卦，这样坎离就再回归乾坤。白雪飘飘是指真阴，它来自坤卦，可以把乾中间换了一爻，乾卦就变成离卦。

世人错认坎离精，搬运心肾成间隔。有些人说坎中阴阳是心肾，就在心肾之间搬来搬去，这是错误的。坎离是阴阳，阴阳是真正的先天的真气，它们不是后天的东西。

如何人道合天心，天若符兮道自合。如果人在社会上做事合乎天理合乎人道，做的事情对人类有益不损害别人，那么天自然把大道给你。俗话说"道德道德，有道无德，都是道中之魔，终于失败；有德无道，是道中之贤，终于成道"。那是修道的人里面有大贤人，人家有德行，天赐道给他。对于有的人来说，就是我把道给了你，如果你没有德行，那么天也绝对不会把道给你。所以以后大家在社会上做事情，先把自己的心评一评，它合乎不合乎仁义礼仪，它对人民有没有损害，如果你做的事情对他人有利对自己有失，这个就是德。如果这个事情对他人有失，对自己有利，这就是害，你这是在巧取他人的利益。

放下万缘毫不起，此是先天真无极。这一句话是非常重要的，怎么能把一切的工作事情和思想全部都放下？你有师父管着一切听师父的，你虽然身忙但是心不忙，如果你当师父了，就变成心忙身不忙了。你们工作的人都知道，一点工作的问题压到你身上，那就比泰山压到你的心上都厉害。我给人看病也担负了很大的责任。所以一个人放下万缘，一切事情都放下，这才找到先天的真无极。

太虚穆穆朕兆捐，性命关头忘意识。"穆"字里面有个禾字，右边上边有个白字，下边有个小字，底下还有三撇。三个须合在一起是什么呢？我们练功就是把一个物、两个物、三个物合在一起，然后慢慢悠悠来练功夫。你练功千万不要用猛力，你要像个小孩子一样，玩玩耍耍着、潇潇荡荡着、活活泼泼地练功夫。

性命关头忘意识，用意就是识意，不用意才是真意，所以到这个性命大关的时候，那就是什么都不知道的、什么都要忘掉。

意识忘后见本真，老君爷说"我也患有我身"，你身体如果忘不了的话，你终究不能归于那个大定，不能归于大静，所以我们必须把这个身和心全部忘掉。

水清珠现玄难测。水澄清了水中的珍珠才出现，不过对于无形无相玄妙的东西来说，即便你拿科学仪器来也无法测量出来。

无始烦障一旦空，大家练功夫千万不要有烦恼心，你一恼一怒就会把练的气和所有功夫一下子都失去。如果大家炼到有功夫的时候，把什么都要看空的，想想我干啥去烦恼呢。如果遇到心里对这个事情不舒服，那我就退开，我不跟你争论，这样我也不起烦恼，等到感觉到欢喜的时候，我再安安然然进行下去。当然你也不能太欢喜，这个前面也讲过。

玉京降下九龙册，当金丹炼化变成道胎的时候，道胎在中轴，从太空中会降下来九龙册，它下来后归到你那个道胎里头。九龙册就是元始天尊所练的东西。九龙指九龙吐水，九是纯阳的东西，龙是戊土，戊土属于龙，甲生乾，甲为青龙，甲属纯阳，老君爷"命雷霆用九五数，大悲大愿大圣大慈太上老君道德天尊"，雷祖道法通天彻地，什么地方都能够去，九五数中九是真阳五是五龙，武当山有五龙捧圣，五龙是真意。我们身上真五（真己）搬运水火搬运其他东西。玉京山中有元始天尊，真正的金丹和宝珠都在玉京宫。

步霄汉兮登天关，天阙本来是灵宝天尊上居住的地方，后来成为天玉皇大帝住的地方。

掌风霆兮驱霹雳。天罡诀就是驱雷的东西，

凝神定息是初机，开始我们把这个神凝到这个天心里头。

退藏密地为常寂，密地是后天，先天的秘和后天的密凝结在一起，藏到这个秘密的、来往不通的地方。说到"常寂"，《道德经》第一章有"道可道，非常道"，也可以这样断句为"道可，道非，常道"，"可"字是丁字里边一个圈圈，那个圈圈就是先天真无极，道就在这个圈圈里头，它是永远不动的丁火。把"非"字中间两竖道去掉，就变成坤卦，六个点点是两耳两眼两鼻即六窍，两竖道直接从中间通天彻地，如同《西游记》里面孙悟空的金箍棒，天上有真正的东西，地下是由天生长来的。

"常"字是永远不动，静悄悄地就像夜间安安静静、清清凉凉地，月在太空，碧夏之水，是在那最清静的地方。我们出家人都喜欢在这个月光底下散步，因为你一散步，你就把全身的一切事情都忘了。"常"是大海之中一盏灯，它不分昼夜放光明。道就在常字的那个口中，是回归无极的那个口。

有人说我算卦神，实际上只要你把这个卦扣得准准确确，那就一点都不错，因为卦相能断人的吉凶祸福。

吾昔度张珍奴二词皆有大道，子后午前非时也，坎离耳。定息者，息息归根，中黄也。每一个呼吸归根，有人说地下叫作根，实际上你

的天根都在这上面，天的命和性都在这里，它也是真正能生人的胎息。

坐者，心不动也。你们坐在那里心不要乱动。

夹脊者，非背上轮子，乃直透玉京大路也。双关者此处有难言者。这一句话讲了夹脊、双关。双关是空洞所以没法讲，菩提树就是它，双林树也是它，七行树也是它，无心树也是它，张三丰《无根树》二十四首也是讲它。

地雷震动山头者，真气生也。夜间得力昼间受用，昼间得力夜间受用，得的这个力就是真气，这个真气就是大药，它可以直接冲开大关。

黄芽出土者，药生也。小小二段，已尽修行大路，明此可不惑人言。黄芽是真气，它是真正的药。

昔夫子与颜子登泰山顶，望吴门白马匹炼，颜子见为匹炼，夫子急掩其目，恐其太用眼力，神光走落，回光可以勉哉。俗话说"身外物不驻眼，真心下降回光返"。修道人持戒，不正的物不能看，不正的话不能说，别人说的不正的话自己耳朵不能听。光回祖窍万神安，我们人身上八万四千汗毛就是八万四千个阴神。

回光在纯心行去，只将真息凝照于中宫，真息不是呼吸，中宫就是天心。只要把你的眼光往天心里看，你在里面静也不要用劲，过一会，底下的海水直接上昆仑。

久之自然通灵达变也，总是心静气定为基，心忘气凝为效，气息心空为丹成，心气浑一为温养，明心见性为了道。未曾修楼要把这个根基筑稳当，把基性炼到不动就可以了。把心忘掉气自然凝结。气稳定，息稳定，心一变，这三个东西凝结以后，大丹自然而然生成，身外生身。三年养活婴儿后，老君再慢慢地出神显化。

子辈各宜勉力行去，错过光阴可惜也。一日不行一日即鬼也，一

息行此一息真仙也，勉之。真息凝结，一定三年，大事成功，大家终于成道。

3.2.3 张至顺道长答疑选编

本文主要选编了张至顺道长在演讲、授课时的答疑。为了方便读者阅读，笔者对文字进行了一定的编辑，希望大家有机会阅读张至顺道长原汁原味的讲话。

问题1："寸田尺宅可治生"，请问"寸田"是在鼻子里面吗？"寸田"在哪里？

（1）寸田就是天心。

（2）打坐的时候最要紧的就是这个鼻子，那么鼻字上面有一个这个田字，这个田那最清楚不过，鼻子中间上面刚好四四方方一个田字。

问题2：先天炁跟后天这个气有什么不同？

（1）先天的炁从胞衣里头开始生的，把五阳五阴，凝成胎息，有了胎息，那是先天的炁。先天那个胎息里头没有形相，也没有东西。

（2）后天的气是呼吸之气，那么后天的呼吸之气在先天没有，人生的时候一落地，就会哇哇哭三声，这一呼吸，一吸气，后天的气进来了。后天有形有相的呼吸。

问题3：意守祖窍与打坐不要太用心，是不是挺矛盾的？

守祖窍与打坐不要太用心没有矛盾，这个不要用心的原因呢，丘祖爷的徒弟李道纯说过这个话：用心用力枉大功，不用心力道自成。

问题4：男女意守不同窍吗？就是说男女守的这个地方是在一个地方，还是不是在一个地方。

男女虽有别，神气无二异。男子身全是阴，都是水。女子身，一身是火。男子以火炼水，"一粒真火入海底，炼干了四海的大水"，炼干了四海的水嘛。"三滴清泉进昆仑，扑灭了万山的烈火"，这是女的功夫。男子以火炼水，女的以水消灭火。

问题5：炼精化气，外药圆满之时，内药是如何感应产生的？

（1）气海不在肚脐以下，不在肚脐下三寸，它在肚脐背后，往后走三寸，从两个肾往前走七寸，七寸三寸当一尺，那么第七寸那一寸，那就是真正的气海。

（2）因为大气之海从肾脏进出来的，从肾脏走气海。一般的人是从肾脏直入到命门。命门在哪里？出离阳关为命门，男子出离阳关是精，女的出离阳关是血。一出你阴跷穴，那就是有形有相的东西了，没有出离阳关还是元气，如果收回来就还是气，出阳关后就变成有形的东西。

问题6：这个《太乙金华宗旨》讲的活子时，你已经讲过活子时，问一个正子时是什么意思？

活子时，是后天的东西，男子有一个标准，因为男子有形，女子没有形象，它有时候往上朝，她光知道一股气朝上去了，你看那个小女孩她两个奶头发胀、疼，那就是她的经血快到了。我们男子等到什么时间，不老、不嫩、正结丹，嫩了不结丹，老了伤丹，不老、不嫩、正结丹，这就是叫正子时。

问题7：在《清静经》第十二章，讲的是沐浴常静，问这个沐浴是什么意思？

修仙打坐最要紧是沐浴，沐浴最要紧的是子午卯酉四个不动的地方，就是叫沐浴，沐浴做什么？洗心虑，把你心上这个顾虑忧愁一切的事情全部要洗掉。

南极仙翁说过：未曾打坐先洗心。先洗心，把心上洗尽。怎么沐浴啊？慢慢地清理，万法归于静，静能制服动。丘祖爷说：脑中莫挂一丝头。

问题 8：在《太乙金华宗旨》上有一个逍遥诀里面，中黄神识是什么意思？

我们张家界那个庙名字叫黄中宫，本当是中黄宫，我把这个中字放到中间。中宫就是天心，中黄是你生下来真人住的地方，道家叫中黄，佛家叫灵台，儒教叫虚中。

问题 9：请问筑基期间如何制怒，在百日筑基期间如何制怒、防止危险。

百日筑基为什么叫百日，那是一百日的功夫才可以把你真正的东西发现。《太乙金华宗旨》回光证验第六，前一段说的是最高的等级，那三个等级不容易出现。因为你不练到最高的位子不容易出现。后三个等级随时随地都发现。

现在你好好打坐，时间不长，你眼前都发现有光，有亮光。但是有亮光的意思，你就是有了识神。没有识神，那个光清清亮亮的。走一步，有一步的效验。最后的三个效验，三个等级，九个效验。阴神怕死，我们要把阴神炼绝，人有三百六十五骨节，就有三百六十阴神，没有识神，制服不了阴神，识神是阴神的元神，我们练功还离不了用心用意，不要过于用心，但识神一静就是元神，元神一当家，不用你操心，元神自己会找地方。你炼到一个程度了，它马上就把下一个程度给你指出来了。

大家回去真正地为了个人的生命，好好把这个《炁體源流》耐心看，最要紧是这个《炁體源流》。

问题 10：练那个八部金刚功，需不需要跟这个呼吸调和在一起。

我始终给大家不讲呼吸。你就用平时自己呼吸，因为你这个呼吸并没停止嘛。打坐也好、练功也好，不要注意呼吸，你如果注意呼吸了，你就丢不下来。

那么练金刚功你只管用力就对了嘛，不要把我的吸气闭住，我鼓劲，错了！那么一闭气，这身上的气不自由，把脉不自动，你把它控制住了，不但练功没有用，你练功还要出其他的魔。

因为身体是自然而然的，比如第一部我们两手插顶，你手往上一举，那个冲脉自动理气，而且它一动，牵动八个脉络都动，气也动。尤其是长寿功更自然，你学会不要计数，你计数，心里就有了控制咧，啊，不要用气啊。

问题 11：还有一个，怎么开窍？

古人说"一窍难得"。"在"字是一个"人"在一个"土"旁边。"土"就是窍。我们清静、安安静静观自在，在窍就是看你在与不在。人有六慧光一开，六窍就知道。得一窍者不死，这个窍是天心，"此窍非凡窍，先天炁化成，若人能识破，指日登太空"，这是我做的四句。

问题 12：炼完八部金刚以后，还可以站桩吗？

可以。不过站桩有一个问题啊，久立伤骨、久坐伤血、久睡伤脉。

问题 13：道家和佛家的打坐，有区别吗？

没有区别。道家炼的是性和命，佛家是光炼性不炼命，它把先天的元物都提走了，后天的东西它不炼。就有这一点区别，别的没有什么区别。

你从下元开始，炼阴精转元精，炼元精转元炁，炼元炁化金丹，这是从下元开始。那么还有一个中乘，中乘就是那一道冲脉，跟带脉连着的。那么带脉就像一个口口，那个冲脉就是直接向里，从中间向上去冲。那个冲脉就是一个中，那个带脉在这一周围。冲脉从下元开始，从中间，背后有督脉，前边有任脉，中间有冲脉。这三道脉，那是我们修行人哪必然要走的。那么你炼后天，要经过任督，从这个地方开始。上乘就是泥丸宫，在泥丸下手，是上乘功。但我们在天心下手，是最上一乘。就是这种分别。那么佛道没有分别。

问题 14：精气神与鬼魂魄有什么区别？

鬼、魂，是下边，是阴气；神、气、精，是从阴精里头提出来的、从五脏里头提出来的最高的东西。你在下元炼的完全都是魄阴之气，都是五脏的气。

问题 15：打坐修行的时候，会发现很多很多奇怪的现象，你说这个现象是真的还是假的？

打坐发现一切的现象，这就是你打坐的内里边三百六十阴神，它给你变这变那，变那变这，变得多得很。我刚才都说了，你打坐，直接定住你的元光，性光，不要动，自然而然就把它消灭了。那是阴气，别的没有什么，它再害怕，你知道它是个假的。你看我，我都经过嘛。

问题 16：十二经脉在身体两侧的循行线路，是不是同时同方向的？有没有交界？

你们往往形容这个炁，炼着的这个炁那个炁。我问你太阳从东出来，那么日出木心为东，月落西下为西，在这个昼夜十五六的时候，太阳从东边出来，月亮从西边落下，它是不是昼夜循环？另外，到那二十九、三十、初一，没有月亮。没有月亮，月、日相合，那么合了以后又慢慢地离开，昼夜循环，每一个月是昼夜不停的。

我们睡也好，坐也好，你的呼吸停止了吗？人一呼一吸脉行三寸，一昼夜行一个周天。它这个脉每逢子时到什么？子时开天，丑时辟地。那么寅时万物发生，在这个寅时中间，在这个3点到5点这个中间，你下功夫，正是万物生长的时候，我们人身跟天地的日月行动一丝一毫都不差。

你不要注重你的炁。那么，炁昼夜是循环的嘛，你要一控制，你的气血都不平衡了，你把它控制，不当家，往往人都是用这个，越用越差，气脉不周流了。那么天地行动、日月循环，一丝一毫也不动。那么睡也好，坐也好，你的呼吸并没停止，脉自然动，动在哪儿呢？

你只要掌握了天心，天心就是天上的一个紫微，就是五斗的斗姆，那么五个星，四个星为四大天，中间那个星星就是紫微星，紫微星比斗姆星小得多，斗姆星包括紫微星以外。那么周天的气血如同周天的星星是一样，这么明白了吗？我们只要是保持天心不动，昼夜地精神循环，循环到这个时间，它自然而然地接上，你不要注意。

问题 17：人的命都是有定数的，是吧？那这个我们练功，能不能改变这个定数？

俗话说"山难改性难移"，要得移过性，除非是神仙。你修不成神仙，你动不了寿。这个寿是活的，你做的好事多了，能加寿，你做的坏事多了，能减寿。要移动寿的话，除非修成神仙。我们现在就是下功夫，就想与阎王爷拼命地干，我们就跟他斗争。我们能斗争过他，我们就不死，我们斗争不过他，那我们的命就由他来。我们要不能移过性、不能移过命的话，我们就不能成神仙。但能修成神仙，就能移寿移命。

张紫阳的八脉，内炼成仙，外炼成金刚。

有些人就是事情也忙。一早一晚把金刚功、长寿功一定要练一遍，我到现在没丢，早上也要起来练八部金刚，到现在我都没丢，你先治好自己的身体，有父母的话先回去给父母教会，不管他什么病高血压糖尿病，不管你十年二十年，一练就好，这个是很有把握的，回去先保存父母的身体，这是人尽忠孝。

——张至顺道长

第四章　米晶子导引养生第三——金刚长寿功

　　米晶子导引养生法包括八部金刚功和长寿功，张至顺道长先后出版了《金刚长寿功》（1998年8月），《八部金刚功》（带光盘）（2013年11月），并发行了《金刚长寿功》光盘资料（2009年10月），这些都为大家学习八部金刚功、长寿功提供了很大方便，这些书和视频也是我们学习米晶子导引养生法的第一手资料和工具。

　　笔者2012年6月开始自学八部金刚功和长寿功，一直每天高标准练功坚持不懈，2015年、2016年还参加了黄中宫体道班学习，对八部金刚功和长寿功有了更深的理解。2015年7月份母亲因病住院，本来笔者计划在张至顺道长头七的时候去黄中宫送他一程的，后来想到张道长说过他希望大家练好功后，要教父母学功，要帮助他们治病，于是我花9天时间教会母亲练八部金刚功。2016年初又接母亲到身边，笔者和我母亲每天一起练八部金刚功、静坐按摩，持续了几个月，我母亲也学会练功调理身体，最后取得了很好的效果，直到现在她也是每天坚持做养生的事情。2017年笔者开始应邀帮助功友纠功，并根据纠功实践提出了"面对面纠功"是学好八部金刚功的重要步骤的观点，推动了全国范围内八部金刚功和长寿功公益纠功活动的开展。本章主要是笔者近八年练习八部金刚功和长寿功的心得体会总结，不足之处请功友多多指正。

4.1 八部金刚功

扫码获得
八部金刚功
配套视频

4.1.1 八部金刚功的传承

八部金刚功名称中"八部"指该功有八个动作，"金刚"指永远不会坏败，身体健康像金刚一样，"功"则指炼形、炼气、炼意等方法。张至顺道长介绍八部金刚功在唐代已有雏形，宋代的时候在道观推广，后流传到民间更名为"八段锦"，不过八部金刚功和八段锦的由来及发明人都没有历史资料可以证明。

元初道书《修真十书·杂著捷径》记载"钟离先生八段锦，吕公手书石壁上，因传于世"。这里钟吕指钟离权和吕洞宾。南宋道士曾慥《道枢·众妙篇》有八段锦功法的文字，陈元靓《事林广记·修真密旨》则将其命名为"吕真人安乐法"（吕指吕洞宾），清末《新出保身图说·八段锦》则首次出现以"八段锦"命名的章节，从此传统八段锦的动作被固定下来。

张至顺道长认为八部金刚功还与道家祖师北宋张紫阳、白玉蟾有关，因为张紫阳的《八脉经》首次以内丹修炼的视角观照奇经八脉，讲解自己内观得到的奇经八脉的位置及修道要诀，其传人白玉蟾又为奇经八脉加了八个动作，内练可以得道，外练可以祛病、延年、健康。

由于过去道门功法都是师徒口头传承、不见文字，所以张至顺道长把传承的八部金刚功整理成文字，更多来自他80多年练功的体会和丹道修行的实践所悟。比如八部金刚功功法排列顺序与八段锦不同，第一部"双手插顶利三焦"，发动起全身的气机，然后按照《黄帝内经》"肾为心之主，脾为肾脏之主，肝为脾之主，肺为肝之主，心为肺之主"的描述，按"手足前后固肾腰""调理脾肤需单举""左肝右肺如射雕""回头望足去心疾"顺序练功，在五脏锻炼基础上，再用三部功"五劳七伤向后瞧""凤凰展翅周身力"和"两足顿顿饮嗜消"祛病健身。所以，我们看到的八部金刚功是张至顺道长八十多年的练功体会，实际上每一个练习八部金刚功的功友也都是该功法的传人，每个人也都会有自己的心得体会和身体感悟。

4.1.2 八部金刚功的特点与功效

八部金刚功有以下特点：

（1）属于中华养生传统中的导引术，通过四肢运动带动身体内外活动，简单易学。

（2）练功全程需要五指并拢，利于集中聚气。

（3）练功过程中强调自自然然呼吸，这和大多数功法强调这个动作吸气那个动作呼气是不一样的，这样不仅非常方便初学者入门，而且根据笔者实践，实际上这样更有利于练出身体本身的呼吸。

（4）特有的手掌转换动作体现了道家阴阳平衡，比如手掌上翘成立掌、向下成垂掌、合掌用力上提等都是其他功法没有的，其前后完整的动作完美阐释了太极理论。

（5）特有的握固法体现了该功法与道家雷法的联系，握固有助于人体精气神的固守，八部金刚功握固法采用道家的阳五雷诀手印，即手五指平伸，五指内屈掌心，而后拇指压盖住食、中、无名、小指的指甲，而大多数养生功法握固法采用阴五雷诀手印，即大拇指扣在手心，指尖放在无名指根部，然后屈曲四指，稍稍用力，将大拇指握牢。

（6）道家功法身体都会有证验，练八部金刚功也不例外，增加了

147

练功者的兴趣。初练八部金刚功，练习者常常会感觉很困、出大汗，这是好事，说明练功已经启动了身体的修复机制，坚持下去，就会慢慢体会到练功给身体带来的好处，比如身体变轻、走路轻松，精神愉快，皮肤变得细腻、脚上茧子自动脱落，胃口变好、饭量增大，身体有力，家庭生活和美，毛发黑亮等。

至于八部金刚功治病的效果，从笔者的练功实践来看，练习八部金刚功对治疗身上已有的病症有帮助，通过练功，一些小病如感冒、发烧、落枕、膝盖疼、腰椎间盘突出、结石、鼻炎等很容易在几天内治愈，而一些大病如心脏病、糖尿病、脑梗等经过几周练功都会减轻症状，长期练功坚持下去这些病甚至会痊愈。

不过练功治病主要看练功者的时间和精力投入是否足够、有没有下功夫，练功的时候还要专心练功，不能总想着治病，就是所谓"只事耕耘、不问收获，该来自来"。

（7）虽然目前没有见到男女练功有什么不同的要求，不过张至顺道长的男女弟子练功个别细节还是有一些不同的。不过这些不太重要，怎么练都可以，当你练到一定程度的时候，就会自然选择适合你的练法。

4.1.3 基本要求

（1）病人练功的话一定问问你的主治医生：你是否可以做广播体操，如果可以做则可以练功，而且最好有人指导练功。如果身体不允许做动作，你也可以看张至顺道长的练功视频，或者他人在旁边练功，你眼神跟着他的动作走，想象身体也在跟着练功，这样也会有些效果。

（2）饭后一小时内不能练，最好在饭后两小时后练功。

（3）在早晨太阳初升、下午太阳初落之间练功,11 点到 13 点之间不练。

（4）下雨、大风、大雾、雷电或天气恶劣时，不要在室外练功，雷声大的情况下也不要在室内练功。

（5）衣着上要宽松，眼镜要摘下，练功地点最好安静、空气流通好，有喜欢之心最好，如心情烦闷、生气不高兴则建议不要练功。

（6）练功的时候不要交头接耳，不要放音乐。

（7）女性生理期不要练习。

（8）初学者可以计数，每部功练5-9遍，熟练后不计数，根据身体感觉练完一部功。如果练单部功，可以超过9遍，以身体不累为限。

（9）如果同时练有其他功法（比如长寿功），应相隔3-5分钟。

（10）练功后30分钟内不要接触冰凉东西。

（11）练功过程中不要急，身体准备好后，手要挺直，等气血都到了以后再转。

（12）自己学会后，可以教父母。

（13）练功过程中如果有痰可吐出来，有大小便则马上收功后再去解决，不要憋着。

（14）练每一个动作的时候，要聚精会神不要分心。

（15）学习八部金刚功可以一部一部学习，学会一部再练习下一部，开始慢点，身体允许的情况可以快些，不要连着做动作，动作之间可以有略微停顿。

4.1.4 练功前动作

练功之前，应散步或做一些准备活动、简单功法，活动筋骨、放松身体，思想上要打起精神，认真投入练功，不要被其他事情牵挂，尤其是不要想着时间不够快点练完吧，或者应付了事匆匆练完。

4.1.5 起式

起式是快速把身体调动起来，为后面功法练习打下基础。身体感

受是脚上、腿上会有热气上升，跟着手到小腹。起式
对整部练功有相当重要的作用，必须认真做。

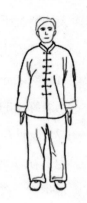

第一式，两脚并拢，脚尖向前，身体直立，双手
自然下垂不用力置于身体两侧，目视前方。全身放松、
自然，心平气和。

第二式，左脚向左平移拉开，与肩同宽。两手五
指并拢，用七成力伸直。两臂向下伸直；两手用力向
体内侧略转（90度或45度，左手顺时针，右手逆时
针），然后自然还原。略停一下（2-3秒钟）。转手
的速度可以快也可以慢，初学者建议快转。可做1-3
遍。

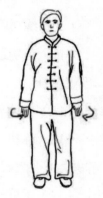

第三式，两手由体侧慢慢向上提至腰部，然后掌
心朝上、指尖对肋。两手继续相对移动至腹部，左手
在肚脐上，右手在肚脐下，两手劳宫穴（该穴位置：
握拳时，中指指尖指向处）处在一条直线，上下相对。
全身放松。

4.1.6 第一部 双手插顶利三焦

本部功法锻炼手三阴、手三阳、足三阴、足三阳、
奇经八脉，达到调节三焦的作用，三焦之气，上焦在
胸以上为上焦，胸部到肚脐为中焦，肚脐到下部到腿
到脚为下焦。从而对头、五脏六腑、四肢的阴阳表里
作了一次整体调整，为后面几部功打下基础。

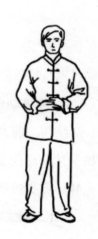

第一式，两手慢慢向下分开伸直，两手之间约
20-30厘米，略微向下尽力伸，略停一下。

第二式，双手拉开，用暗力缓缓向身体两侧渐举至肩平，掌心向下，稍停1-2秒。两手掌略微向下、手腕略翘起，以腕为轴，猛然向上成立掌，掌心垂直向外，两手用暗力外推，停1-2秒。

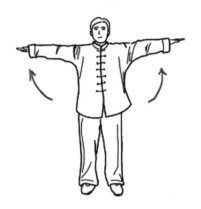

第三式，然后，曲肘，两手慢慢变仰掌，向头顶百会穴（位置：前后头发中点联线与两耳尖联线的交会点）处相靠，手掌平行、中指尖相接，置于百会穴上方约两指宽外，稍停1-2秒。两手背直掌、慢慢相靠，指尖向天，略停1-2秒。然后两臂用暗力，猛向天空插至直立，停2-3秒。

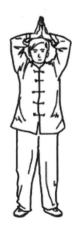 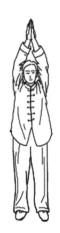

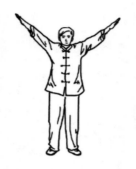
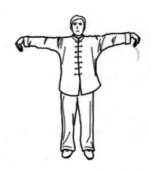

第四式，双手尖不分开、手背分开 60 度左右，然后双手分开、双手与胳膊平、双手用力带双臂向体侧下降，至于肩平，掌心向下，稍停 1-2 秒。然后以手腕为轴，双手向下猛转与两臂垂直，掌心向身体内。

学习该式的时候可请人用手挡着下压的胳膊，体会如何用暗力。这个用力是绵绵用力，用力后可感觉身体有些发热。

第五式，然后，双手五指散开不用力，伸直、向下搂抱至上身前，双手相叠，左手在上、右手在下，停 1-2 秒，然后双手一起往上慢慢提起，至脐部，左手在上右手在下，停 1-2 秒。

第六式，返回第一式，继续做。一般做 5-9 遍就可以。

4.1.7 第二部 手足前后固肾腰

本部功法可调理肾经、膀胱经，达到强肾壮腰之目的。

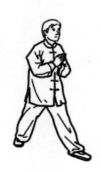
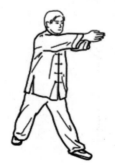
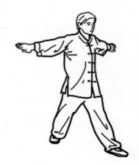

第一式，两手合掌（空心掌、实心掌均可）置于胸前。双眼看着左脚向左前方 45 度迈出一步，两腿伸直，身体端正，略停 1-2 秒。然后两手掌贴紧，用力向前冲出，直臂与肩同高，目视前方。

第二式，两手翻掌，使两个手背尽可能完全靠紧，略停 1-2 秒。然后两手用力分开向身体两侧平展，掌心向后，两臂成一字形，稍停 2-3 秒。

第三式，以下三个动作同时进行：

（1）两手直臂向后向下慢慢用力搂抱至尾椎部，双手掌相贴紧；

（2）左腿屈膝成左前弓步，小腿与脚面呈 90 度；

（3）身体前倾 45 度，目视前方 45 度。

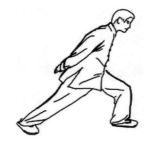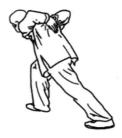

第四式，双手挨着，大拇指侧顺着脊柱，用力尽可能往上提，刚开始提不高没有关系，提到最高处两掌平行分开，掌心向身体，略停 1-2 秒。两掌悬于身体上方 1-2 厘米，沿着脊椎两侧徐徐下推至两臂伸直，略停 1-2 秒。注意手不要压在皮肤上，手与皮肤有一点间隙。

第五式，以下三个动作同时进行：

（1）两手由两侧分别斜向上提，掌心渐转向前，至两臂直平一字形与肩同高；

（2）前腿也渐蹬直；

（3）上身挺直。

第六式，两手直臂用力向身前合拢运动、合掌，臂与肩平，稍停1-2秒。

第七式，男性可以转身反方向右腿迈出一步，成右弓步，重复第一式。女性两手收回胸前，左腿收回，换右腿向右前方迈出一步，成右弓步，动作重复第一式。

第八式，结束上面动作后，两掌变方拳（握法：前四指尽量内屈，拇指对着前四指指甲盖扣住盖住），两拳中指相抵，两掌心向上，置于脐上两侧。

4.1.8 第三部 调理脾肤需单举

本部功法能疏通大络穴、调理脾肤，消除风寒湿燥、血凝等疾病。脾脏是一身气中王，左右各有一个大络，有些脾里肤外的病，光吃药很难治。

第一式，左脚向左迈出一大步，两脚距离大于肩宽，双手移至左腰外侧。左拳在上掌头冲前，右掌在下掌头冲左。同时做以下两个动作：

（1）左拳翻手变立掌，掌心向前；

（2）右掌变平掌，掌心向下，掌背中部贴于左掌根。

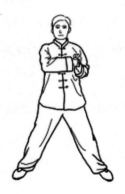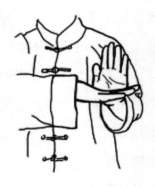

第二式，左右掌略分开，左掌略微上举、右掌略微下压，然后以下动作同时进行：

（1）左掌贴住耳根慢慢用暗力向上直举，变阳平掌，指尖向后；女性练功也可以指尖向右，手位于头顶正上方。

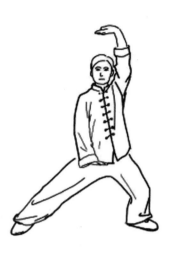

（2）右掌从左腹外用力往下直按至身体正中，指尖向左。

（3）左腿略微屈膝内扣。

（4）头身保持正直面向前，稍停2-3秒。很多人此时身不正，需要调整。

第三式，两手同时猛翻掌，左掌变立掌，掌心向右，指尖向天；右掌变垂掌，掌心向左，指尖向地。停1-2秒，然后攥拳，左拳下拉如同拉一个很重的东西，右拳上提如提一个很重的东西，相对于左乳下；同时，左脚蹬直。

第四式，双拳移至腹部。双拳移至右腰外侧，重复第一式，左右互换。

4.1.9 第四部 左肝右肺如射雕

本部功法调理肝脏和肺腑，肝脏有执血能力，肺腑有活气力量。其中有个动作两眼盯劳宫穴并意想箭从劳宫穴射出并射中远方的大雕，实现了意到气到、气到血到、血到力到的目的，有助于舒肝明目、展肺利表、全身气血畅通。

第一式，左脚向左迈开一大步，两脚尖冲前；双拳向左用力冲出，与肩同高，同时变掌，掌心相对，双掌用力。

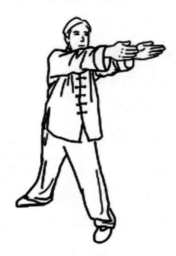

第二式，双手带着两臂，不停地向身体上方、右方、下方旋转两圈（也可以在正上、正左、正右位置略微停一下），双掌掌心相对，两眼可以看着手（如果头晕就眼看前方、意跟着手），腰也可以同时转动。

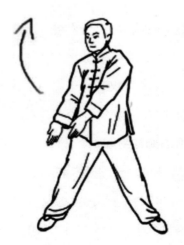

第三式，双手在腹前下方稍停，两掌相对上提，变方拳放肚脐两

边。左腿弓右腿蹬，左膝略微弯曲、内扣，然后右拳变立掌于胸前，掌心向左，掌尖在鼻下，停1-2秒。

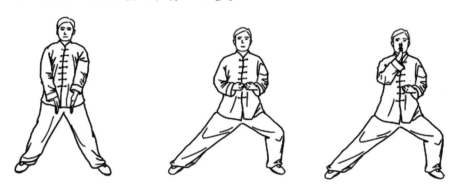

第四式，右掌把鼻子气推向左胸，继续画弧向左，推左膝气，再弧形向右前上方推出，成侧掌（手掌与小臂呈45度），掌心向外向下，与肩同高。

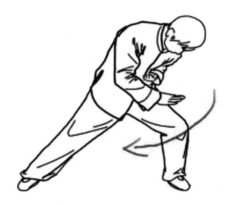

第五式，左拳伸向右掌，上身随之前倾，然后左拳如拉弓般平拉至左腋（拳、肩同高），同时全身重心左移，身正，全神贯注，目不转睛看右手劳宫穴，停5-6秒。然后意想箭从劳宫穴射出射向远方的雕，同时右手逆时针猛翻，手指冲前，停1-2秒。注意身体上身要正，拉弓方法与射箭类似。

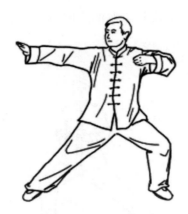

第六式，攥右拳，慢慢往回收，左拳向右，双拳移至右胁会合。

第七式，接着双手向右冲出，重复第一式，左右方向相反即可。

此部功做 5-9 遍即可。

4.1.10 第五部 回头望足去心疾

本部功拉动手少阴心经、手厥阴心包经，两眼盯着脚后跟的足少阴肾经、足太阳膀胱经穴位，促成心肾相交，心疾随之慢慢消失。

第一式，左脚向左迈出一大步，脚尖冲前；双脚同时左转45度。

第二式，左拳变仰掌，用力转向左腋，带动上身转正左。

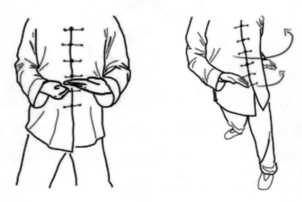

第三式，以下两个动作同时进行：

（1）右拳变平掌，掌心向上，上提至鼻下；

（2）左掌慢慢向上。

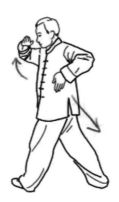

第四式，以下两个动作同时进行：

（1）右掌顺时针翻掌；

（2）左掌顺时针转，掌心对着身体。

第五式，以下动作同时进行：

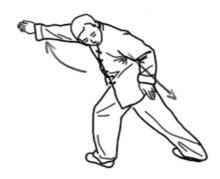

（1）右手掌把鼻子的气下推，画弧经过左胸推着左膝盖，眼睛一直看着右手；

（2）左腿前弓，前腿与脚面呈90度（膝盖不要超过脚面），右腿蹬；

（3）左手慢慢下插；

（4）上身随手往前，带动全身呈45度左右。

第六式，以下动作同时进行：

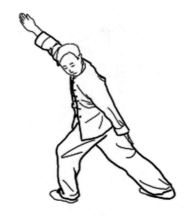

（1）眼睛看着左手向左后右脚跟方向插去（手掌心朝向身体）；同时转头向后，眼光从左肩及后背微视右脚跟。

（2）右掌画弧线向上推出，尽力上举。

第七式，右手掌用力顺时针、左手掌用力逆时针旋转90度，右掌面向左向外、左掌面向前，停2-3秒，然后双手握方拳。

第八式，双手用力收回至左腰，两拳相对，拳心向上；然后左腿蹬直，双拳平移至腹前，身体转回原位。

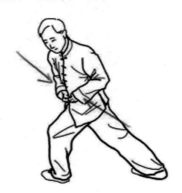

第九式，右脚向右迈开一步，重复第一式，左右动作相反。

本部功做5-9遍。

4.1.11 第六部 五劳七伤向后瞧

"五劳"指肝劳、心劳、脾劳、肺劳、肾劳，或"久视伤血、久卧伤气、久坐伤肉、久立伤骨、久行伤筋"，"七伤"指"大饱伤脾、大怒气逆伤肝、强力举重久坐湿地伤肾、行寒饮冷伤肺、忧愁思虑喜伤心、风雨寒暑伤形、恐惧不解伤志"。本部功通过两眼内视调理五脏六腑，同时使颈椎、胸椎、腰椎等部位得到运动，复原有些变形、错位的部分。

第一式，双腿分开略小于肩宽，两脚尖朝前，双拳变五指分开的掌，掌心向内，向身体两侧打开约45度，伸直，稍停1-2秒。

第二式，然后，左右手同时向脐部搂抱状合拢，双手的五指相互交叉，拇指与拇指、小指与小指相按。仰掌，掌心略微向上。

第三式，双手沿胸中线慢慢上提至人中穴（位置：上唇坑中线上三分之一处）稍停1-2秒。顺时针翻掌，掌心向下，又沿胸中线直下按至两臂直，两臂紧贴身体，稍停1-2秒。

第四式，全身放松，眼帘微垂，注视鼻尖，意想两目为日月，为探照灯，向身体内微微内照。

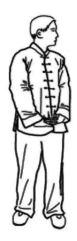

第五式，接着，头慢慢转到与肩齐，头再带动腰向左慢慢转动，尽量转动90度或超过90度，上述过程中同时目光内视左半身和脊柱，身体有病的地方可以多停留一会；然后头向下看右脚后跟，含胸，女性也可以在内视里面看脚后跟。

第六式，然后抬头，先向右转腰归正后，头再慢慢转正。稍停2-3秒.

第七式，向右转，重复第一式，左右动作相反。

可以做5-9遍。结束时，双手逆时针翻手，提至脐部，握方拳，放置肚脐左右。稍停1-2秒。平心静气。

初学者可以不用做内视。

4.1.12 第七部 凤凰展翅周身力

本部功带动四肢和全身骨骼、经络、肌肉做有节奏的张弛运动，促使全身气血畅通和四肢舒展。注意腰带动的时候手和胳膊不用力，胳膊与头尽可能平行。

第一式，左脚向左迈开一大步。

第二式，双拳变掌向左冲出，掌心相对。两臂平行向左伸直，与肩同高，不停地向上、向右、向下画圈。用同样的方法转两圈半，双手至头顶。

第三式，以下动作同时进行：

（1）双脚带动身体右转45度；

（2）右手向右后下方劈去，双手呈一上下直线。

然后略微停顿1-2秒。

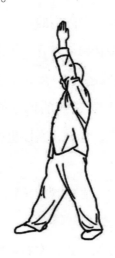

第四式，腰带动左手，弯腰，左手臂与头平行，左手指点向右脚小指方向前进。腰用力，手不用力，两手如木偶动。然后腰抬起，身体归正。点三次。双手合到右胁下。注意点的过程中头尽量与胳膊平行，不必强求腰弯下去多少，手跟着腰而不是手带动腰。

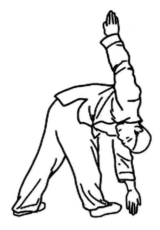

第五式，双手向右用力伸出。重复第一式，左右动作相反。

第六式，结束本部功时，两手由左向上、向右下旋转一圈至小腹，两掌变拳，拳心向上，相对置于脐部，收回左脚。

此部功做5-9遍。

4.1.13 第八部 两足顿顿饮嗜消

这里的"饮"指吃喝所引起的疾病。"嗜"指一些不正常的爱好和陋习，如烟瘾、酒瘾等。本部功调整任脉、督脉、冲脉、带脉，全身用内劲绷紧，将两脚后跟绷直提起，则督脉上任脉下，脚后跟往下一落则任脉上督脉下，从而消除"饮嗜"。此部功一定要重视、认真做，不要因为简单而匆匆忙忙、随便做。

第一式，与第六部功"五劳七伤向后瞧"第一、二、三式的动作相同，此时应带动身体内的力启动。

第二式，牙齿微咬，两脚并拢。

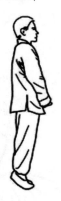

第三式，身体促使两脚跟慢慢抬起，然后，轻轻下振，共五次。头两次提起较高，速度较慢，相隔较久；后三次提起略低，速度较快，相隔较短。其旋律是"1-2，3、4、5"。

提振五次为一节，至少做五节。注意脚不要抬太高也不能抬太低，而且是整个身体一起抬，不是单纯脚动。

第四式，最后，两脚分开，与肩同宽，翻掌，掌心向上，提上至脐部。

4.1.14 收功

有起势必有收式，不收功则散开的元气不能归聚，所以，一定要收功。金刚功收功在涌泉穴处，这是符合功法要求的。

第一式，接第八部，两手分开，指尖向上，指背相靠，置于脐上。两手一起慢慢上提，手尖到"天突穴"（位置：胸骨上上窝正中）或心脏处，停1-2秒。然后继续上提至鼻下停止。随掌上提时，意想全身气跟随向上到头顶。也可以男性想气从身后上

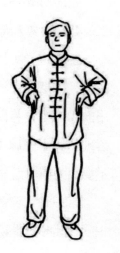

到头顶，女性想气从身前上到头顶。

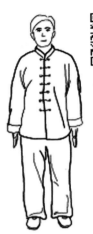

第二式，两手分开向左右变垂掌（掌心向身体）置于乳房外侧。

第三式，两手继续向下沿两肋至大腿两侧。手下落的同时，意想上下左右、里里外外的气如淋浴一般，直至涌泉穴（位置：脚底正中凹陷处），稍停 2-3 秒。

4.1.15 收功后动作

收功后做一些放松身体的动作，将紧张的身体部分变松软。

第一式，双手随意轻抓，双腿随意上抬，也可二者协调练习。

第二式，双手轻握挤劳宫穴，同时两脚用前脚掌点地连续点几下，注意让涌泉穴挨着地。

第三式，然后双脚左右跳开、合拢，同时双手跟随左右展开，合拢。此时可以体会肚腹内的感觉，比如轻松、滞重等，比较下每次练功后的身体感觉。

第四式，结束后可按摩脸部、头部、拍打身体各部位等。

认真做每个动作，把它当作金刚功必不可少的一部分，身心放松。

4.2 长寿功

4.2.1 长寿功的传承

据张至顺道长介绍长寿功也是师承口头单传功法，社会上知道的也很少，所以长寿功的由来及发明人都没有历史资料可以证明。为了能够使更多的人学习长寿功，张至顺道长根据自己 80 多年练功的体会和丹道修行的实践所悟，把长寿功功法整理成文字出版，功德无量。

笔者曾经与张至顺道长弟子探讨长寿功与道家太极拳的关系，张道长弟子明确说长寿功就是太极拳。太极一词最早来源于《易经·系辞》"易有太极，是生两仪，两仪生四象，四象生八卦"，太极拳创始人也众说纷纭，大致有唐朝（公元618～907年）许宣平、宋朝（公元960～1279年）张三丰、明朝（公元1368～1644年）张三丰、清朝（公元1644～1911年）陈王廷和王宗岳等几种不同的说法。长寿功与太极拳类似的地方包括练功时需要意念、动作要柔、五指要打开、收功在下丹田等，而在功理上长寿功与目前流行的太极拳并不相同，当代太极拳比较看重发力、技击等外用功能，而长寿功无论怎么练都不离自身，根据笔者的练功经验，练习长寿功的时候身上手上常常有如过电一样的麻酥酥感觉，所以有兴趣的功友可以进行这方面的研究。

4.2.2 长寿功的特点

长寿功有如下特点：

（1）长寿功类似道家的太极拳，不用力而练，所以应体会轻、柔的感觉，比如两手和手臂顺时针在体侧画圈，越来越快，然后突然停止，体会手和胳膊的感觉。也可以双手带动胳膊在面前转圈，越转越快，然后突然停止，体会手和胳膊的感觉。

（2）长寿功是静功的基础。笔者认为长寿功基本上是祖师爷在静功态中身体不由自主的动作，所以我们练功的时候，应体会身体如何自自然然做动作。

（3）前四部功由人体内向宇宙间引发，包括无中生有、意通任督、四象八卦、大转逍遥，后四部功则回归人体本身，包括模仿大雁、模仿行舟、模仿白鹤、模仿游鱼。

（4）练长寿功不计遍数，身体感觉合适就可以。

（5）长寿功的基本动作：

a 眼睛的动作：眼睛看前方、看手、看鞋、看脚后跟。

b 手部的动作：五指分开，不用力，左右摆动，随意动作。

c 脚部的动作：单脚向前轻轻抬起，放下。

d 腰部的动作：两脚略小于两肩距离，轻轻左右转腰。

e 胳膊的动作：两脚与肩平，双手从下向前轻轻抬起到头顶，放下。双手左右平伸，手掌上下煽动，同时身体跟着上下微动。双手向左做献花篮动作，向右做献花篮动作。

（6）除去第三部、第四部个别地方男女练功略有不同外，其他部男女练功大体一致。

（7）可以通过连续前后甩胳膊，或者左右甩胳膊，再突然不用力停止，体会一下什么是长寿功的柔。

4.2.3 基本要求

（1）饭后一小时内不能练。

（2）下雨、大风、大雾、雷电或天气恶劣时，不要在室外练功。

（3）衣着上要宽松，练功地点最好安静、空气流通好，有喜欢之心最好。

（4）如果同时练有其他功法（比如八部金刚功），应相隔3-5分钟。

（5）女性生理期也不要练习。

（6）晚上月亮下练功比较好。

（7）长寿功不计遍数。

4.2.4 练功前动作

练功之前，应保持心情安静，不带着不良情绪练功。可以做一些轻柔的动作，活动一下身体和四肢。

4.2.5 起式

起式对整部练功有相当重要的作用，必须认真做。

第一式，左脚向左平开一步。

第二式，双手平掌搂抱至肚脐前，然后顺时针转动几圈，左掌在上、右掌在下轻放肚脐上下。

4.2.6 第一部 窃吃昆仑长生酒

【功名解释】

窃吃：偷偷吃，是指自己吞咽口水时，别人看不出来。

昆仑：昆仑是著名的古文化发源地，这里形容人体的头部。

长生酒：它指人体口中的唾液，又称"金津玉液"，可以使人除病健身，长生久视。

【功法指导】

第一式，身体自在站立，嘴唇轻合。

第二式，舌头放在嘴唇后面和牙齿前面之间，贴住上牙齿龈。舌头在嘴唇后面和牙齿之间顺时针转动（也可以自由上下搅动），按摩上下齿龈，搅动时候想着哪有病灶，就在哪里搅动，次数不限。

第三式，舌尖放到牙齿背后，贴住上齿龈或下齿龈，舌头与第二式反方向转动（也可以自由上下转到）。次数不限。

第四式，当口水满口时，眼睛注视着、分三次慢慢咽到脐下腹内（这里也称为老君八卦炉，西游记里面孙悟空就是在这里炼就火眼金睛的），同时想着一切病菌病毒在炉中炼化，然后从大小便、毛孔排出，身体慢慢就好了。

第五式，回到第一式。

【关键动作与主要问题】

（1）搅动出口水，舌动牙齿条件反射会出口水的。但注意，没有口水时，不能干咽，干咽有火，容易导致喉咙干燥，干渴。

（2）眼睛内视看着全过程，心也跟着。

（3）这部功任何时候都可以练习，不过诸如开车之类的时候不要练习，专心开车。

4.2.7 第二部 升降日月任督走

【功名解释】

升降：指手动作模仿气的上升（在督脉）和气下降（在任脉）。

日月：阴阳二气，升者气为日，降者气为月。"日月"表示人体坎离之中的精华。升降日月，是人体先天之气上下来回转动，带动后天五谷之气。先天之气由什么来诱导呢？用不用意念呢？不用之用。如果你一心用意念，就成了后天的意识了。心里一动，已经是机灵（真意，灵感，直觉），它自动地带动阴阳二气，神光（眼光）领导阴阳二气沿任、督二脉转动的。左眼为日，右眼为月。

任督：任脉和督脉属奇经八脉。任脉在前，属阴，走胸腹正中，上到额部，六阴经脉都来交会，是"阴脉之海"，有调节全身诸阴经气的作用；督脉在后，属阳，走腰背正中，上至头面，六阳经脉都来交会，是"阳脉之海"，有调节全身诸阳经气的作用。任、督二脉是练功的主要的运气路线。

走：气的转动。

【功法指导】

第一式，左脚向左平开一步，两脚之间距离略比两肩宽。双手翻转一圈，转立掌，左掌在前，右掌在内，左掌提至额前（女性在膻中穴处），右掌附于左手腕处，手指向上，稍停 1-2 秒。双手应五指分开。

第二式，意想头内（泥丸宫）有一"火球"。双掌向内逆时针旋转慢慢下降，同时屈膝成准马步。两手降到心胸部，稍停。降落时，舌顶上腭，意想体内"火球"沿任脉下降。双手继续向内旋转下降至小腹部，两腿屈膝成正马步，同时意想"火球"沿任脉下降至会阴部，停 1-2 秒。

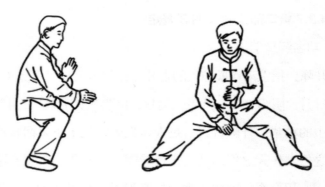

第三式，两手向外顺时针旋转上升，意想会阴部之"火球"从尾闾沿督脉上升。随着双掌继续外旋上升，两膝渐渐变直，意想"火球"沿督脉继续上升。双掌到额前，手指向上，右手附于左腕处；同时意想"火球"沿督脉继续上升，经玉枕、百会至泥丸宫，稍停。

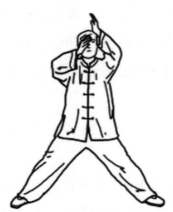

第四式，然后，双手下降，回到第二式。如此反复进行，不计次数。

最后，当双掌运行到肚脐时，意想"火球"也降至肚脐，然后双手变横掌，掌心向内，上下旋转一周，左掌覆于脐上，右掌覆于脐下，稍停，收回左脚。

【关键动作与主要问题】

（1）双手转动的时候，身体内火球跟着动；

（2）督脉在身后，所以向上转动的时候想着身后。

4.2.8 第三部 内转太极行八卦

【功名解释】

内转：手带动身体模仿太极的运行，引导人体内部的元气循环转动，返璞归真。

太极：无极生太极，以双掌由腹部自左向右，由小到大旋转画圈，将全身的元气收拢至黄庭中央；接着是四象，以两乳为中央，双臂左右走∞形。左形螺旋S形气路推动阳气，右行螺旋S形气路推动阴气，用先天之气活动全身。先天元气活动开了，即使后天之气薄弱，也能缓转过来。

行：手带动身体模仿八卦的运行，引导人体内部的元气和气血循环转动，返璞归真。

八卦：太极后做八卦动作，内行八卦。第一卦到第四卦，是一个∞形的气路；第五卦到第八卦又是一个∞形气路。这个双螺旋运动，使人体与宇宙相沟通，不断摄取宇宙的先天之气推入体内，不断地调整体内的阴阳二气的平衡，使心火之气和肾水之气两相充盈，以实补虚，以虚化实，阴阳平衡，阴阳合一，身体自然充满生机。

【功法指导】

第一式，内转太极

左脚向左迈出一步，双掌以脐为圆心，顺时针向左、向上、向右、向下画圈，（两中指尖相近，但不相接），圈越转越大，如同开始的时候抱个小球逐渐变成抱大球。双掌画圈可以越画越大。转太极的次数不限。

第二式，内转四象

（1）当画圈至左侧上最高处时，停止。

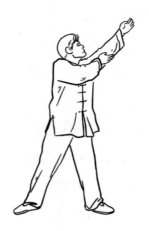

（2）右掌心转向内，从左肩沿任脉下降至小腹部伸直；同时，左手弯曲，沿左耳侧下至右手上，双手如同抱球。右掌继续向右侧上方旋转，右臂伸直，高过头顶，右掌心向下，左掌也沿右掌的路线旋转经右肋至头右侧，掌心向上，双手如同抱球。

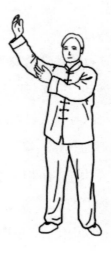

（3）左掌从右肩过右乳沿任脉下落至小腹部，右手弯曲沿右耳侧下至右肩，双手如同抱

球。左掌继续向左侧上方旋转，左臂伸直高过头顶，掌心向下；右掌也沿左掌的路线旋转经左肋至头左侧，掌心向上。

（4）如此反复练习，次数不限，任其自然。

第三式，运行八卦

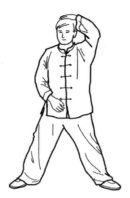

第一卦：当"内转四象"两掌在左侧上方时（女性做法，男性反向，下同），右掌从左肩经左乳沿任脉下推至小腹部，掌心向下；同时，左掌掌心向下覆盖在头上百会穴上方（约四厘米），稍停。

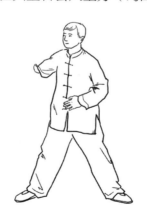

第二卦：以下三个动作同时完成：

（1）身向右微转（约15度）；

（2）左掌掌心向身体，从上沿任脉下推至胸前；

（3）右掌向右身后画弧线推出。

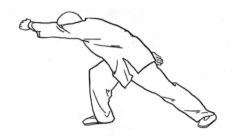

第三卦：两脚与身体一起右转，以下动作同时进行：

（1）左手推向右侧，手心朝前；

（2）身体跟左手向右前倾、伸展；

（3）右手向左后画弧线，手心朝上。

待身体伸展到最大处，左手顺时针旋转半圈，手心向头，右手逆时针旋转半圈，与左手呼应，如抱球。

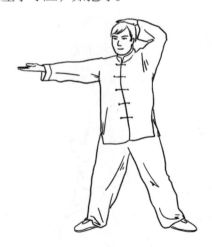

第四卦：双手如抱球，身体慢慢转向上、向左回正直，左手在头顶、手心下对百会，右手在身体左伸直，手心朝上。

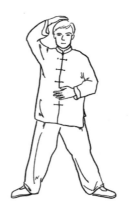

第五卦：与第一卦类似，左掌顺任脉向下推至腹部，右手掌画弧线至头顶，掌心向下，在百会穴上方四厘米左右。

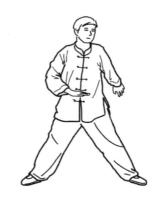

第六卦：与第二卦类似，左右反。

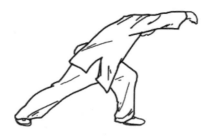

第七卦：与第三卦类似，左右反。

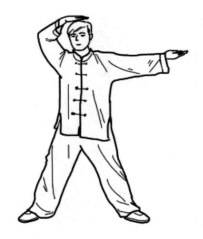

第八卦：与第四卦类似，左右反。

再回到第一卦。内行八卦重复多次，次数不限，任其自然。

第四式，回转四象

做完第四卦，将要做第五卦的时候，双手顺势顺时针转回到四象。次数不限，任其自然。

第五式，回转太极

在从右向左的时候，顺势顺时针回到第一式。圆圈由大慢慢变小。

第六式，收功，待圆圈越来越小，两手有重合的时候，双掌上下转动一圈，收回至脐之上下，回归起势。

【关键动作与主要问题】

（1）这部功法，双臂不论是旋转画圈，还是走S形，走∞形，始终以绛宫（心）为中心，就像周天星斗回绕着紫微星转动一样，体现了心神的主导作用。

（2）八卦比较难做，慢慢做每个动作，做好一个动作再做下一个动作。（上面第三式运行八卦为女性做法，男性反向。）

4.2.9 第四部 大转逍遥乐无忧

【功名解释】

大转：手带动身体模仿日月的旋转，由左右、上下、前后转动，有快有慢。

逍遥：太阳快落山的时候，逍遥一点红。心态逍遥快乐，不计数，不强求，想快就快，想慢就慢，想练几遍就练几遍，腰身随着双手自然地晃动。

乐：心胸开阔，高兴。练长寿功如同小孩玩耍。

无忧：把全身的经络活动开了（尤其是奇经八脉之带脉——全身经脉的枢经线），身体充满了活力，没有什么可担忧的。

【功法指导】

第一式，双手仰掌置于腹前，指尖相对（不相接），掌心斜向上，形如抱个婴儿，动作轻柔不能让他摔着了。

两膝微屈，以肩为轴心，双手如抱婴儿一样左右晃动，轻轻不用力、左右摇晃由小变大。

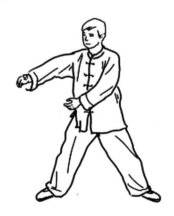

第二式，抱物翻转

继续抱婴儿，在腹部快速左右晃几次不能让婴儿掉下来，然后双

手随惯性猛地向左顺时针过头顶，自然下落到左边；继续在腹部快速
左右晃几次，然后双手随惯性猛地由顺时针过头顶，自然下落至右边。
多做几遍。

第三式，托物上举

双手如带球向右，右脚跨到左脚前，向左外
侧迈一步，两脚成交叉步，右腿在左腿前，双手
托球。

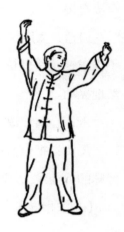

身体随即向左后翻转。同时双手托球至头正
上方，身体正直。

然后向左后下摆，左手置于左身后，右手置
于头上，掌心稍相对，双手如抱一大球，轻松自
然，两手之间有时会有麻的感觉。

右手下摆至右后，左手同时移至头上左侧，掌心稍相对如抱一大
球，上身亦随之拧向右后，轻松自然，两手之间有麻的感觉。

动作可做多遍。

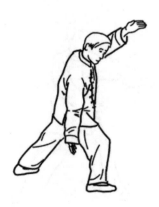

第四式，抱球动桩

在双手在身体右边的时候，左手下落右手抬起，两手顺势平行转

至胸部（位于心脏与肩之间，两手之间有一个拳头的距离，五指相对，手掌心对身体）抱球，以腰为轴在左后、右后之间来回晃球，两手指之间常会有麻酥酥的感觉。

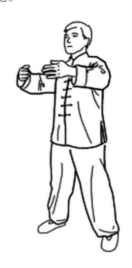

第五式，左右晃动

同第一式。

第六式，抱球翻转

同第二式。左右相反。

第七式，托物上举

同第三式。左右相反。

第八式，抱球动桩

同第四式。

上面动作可做多遍。

第九式，收式：回到第一式，抱婴儿下摆幅度由大渐渐变小，双手慢慢离近，双手上下旋转一次，左手覆于肚脐上右手放在肚脐下，左脚收回，静心片刻。

【关键动作与主要问题】

（1）注意全程不用力。

（2）抱球动桩类似站桩。

4.2.10 第五部 大雁腾空降吉祥

【功名解释】

大雁：本功法仿大雁翱翔。展翅一身轻，天高任鸟飞。你丢掉一切杂念，忘掉所有的世俗事务，无忧无虑，全身放松，舒展双手如大雁展翅，在天空中（指头部，也可以实指自然界蓝天）盘旋遨游。大雁如同我们身体里面的气血。

腾空：模仿大雁展翅蓝天。蓝天可以是指头部，也可以实指自然界蓝天。

降吉祥：在蓝天处双眼微闭，似闭非闭，俯视大地，这个大地可以是自然界大地也可以是人体内五脏六腑。你看到大地气的变化，但那里也像广阔的天空，空荡荡的，什么都没有。于是，你自由自在，心无挂碍，神清气顺，气聚本体，返璞归真。

【功法指导】

第一式，左脚向左迈出半步，两手交叉，四指指尖向前，掌心向下，置于腹前，右手虎口靠左手虎口、左拇指在外右拇指在内。

第二式，展翅腾飞

双掌一起向身体左右按 V 字形摆动几下，身体随着摆动微微转动；

随即双手左右分开，以腕、肩为轴，左右如扇翅开合，由小到大，由下而上向两侧扇动几遍，慢慢双手至平肩高，掌心向下，两臂向左右伸直，上下挥动如翅膀扇动一样。

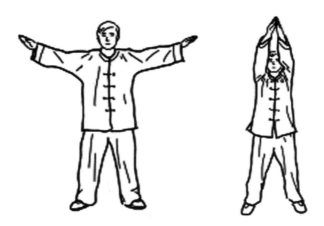

　　两臂左右伸直，向头顶挥动至掌背相击，然后双手下落与肩平。该动作连续做三次，像大雁腾空过程中展翅奋飞。第三次做的时候随着手臂到头顶，两脚跟离地、脚尖点地，如同身体被带上去一样。第三次如同大雁已经飞到天的最高处，手臂快速落下与肩平，目光内视，如雁在空中俯视大地，静待片刻。

　　第三式，滑翔盘旋

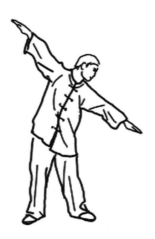

　　右臂稍高，左臂稍低，两臂一条直线，头稍向左带动身体慢慢左转，目光通过左手手臂看指尖；头跟着转，稍停。

然后变左臂高右臂低，身体开始向右转，目光通过右手手臂看指尖，头也随之稍向右转。

上述动作反复做几次。目光看的手会有麻的感觉。像大雁在高空俯视大地，滑翔盘旋。做完后，身体恢复正直，两臂平伸，与肩同高，掌心向下。

第四式，择地下降

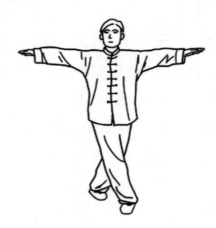

（1）左移复位

右脚向左脚前侧迈一步，两腿呈交叉步，同时，双手柔和地上下扇动一下，胳膊同时跟着动，接着，双臂又恢复平伸状态。

左脚抬起向左迈步摆正，两手上下扇动一下，又恢复平伸。

右脚经左脚后向左侧迈一步，两腿呈交叉步，右腿在左腿后，同时，双手柔和地上下扇动一下，胳膊同时跟着动，接着，双臂又恢复平伸状态。

左脚抬起摆正到左脚左侧，两手上下扇动一下，又恢复平伸。

如左侧有空间，可以多做几次。

然后右脚向左脚靠拢，脚尖点地，双膝微屈一下恢复，手轻微扇动一下。

注意上面往左移动过程中，右腿先在左腿前面，然后又在左腿后面。

（2）右移复位

右脚向右侧迈一步，准备右移，同时，双手扇动。

左脚经右脚后前右侧迈步，两腿交叉，双手扇动，此时，左腿在右腿前。即右腿在左腿后。

右腿抬起摆正到左脚右侧，双手扇动，恢复平伸状态。

左脚经右脚后向右侧迈步，两腿交叉，双手扇动，此时，左腿在右腿后。即右腿在左腿前。

右腿抬起摆正到左脚右侧，双手扇动，恢复平伸状态。

左脚向右脚靠拢，脚尖点地，双膝微屈一下恢复，手轻微扇动一下。

注意上面往右移动过程中，左腿先在右腿前面，然后又在右腿后面。

上述左右移动可做多遍。女性做的时候，与上述动作左右相反即可。

（3）右圈复位

两膝微屈，右脚尖点地，身体重点落在左腿上，稍屈膝；

右脚虚步向前。

右脚向右外、向右后画圈，右脚收回至左脚跟处，脚尖点地。

（4）左圈复位

右脚跟落地变实步，身体重点落在右腿上，稍屈膝；

左腿变虚步，脚尖点地，左脚虚步向前，向左外，向左后画圈，左脚收回至右腿跟处，脚尖点地。

做完后，恢复成手伸平状态。

女性做的时候，可先左圈复位，再右圈复位。

（5）点步

右脚向左脚靠拢，脚尖点地，身体重点放左腿上；同时，双手扇动。右脚向右上、右侧、右后点地，回到左脚边，恢复到手平直的动作。

左脚向右脚靠拢，脚尖点地，身体重点放在右腿上，同时，双手扇动，左脚向左上、左侧、左后点地，回到右脚边，恢复到手平直的动作。

女性做的时候，可先左腿点步，再右腿点步。

第五式，两脚直立，双手扇动；同时，双手渐渐向前回收到腹前，两掌相靠；掌心朝下，拇指与拇指相挨，象征雁尾，两掌向左、向右摆动几下；接着，掌心向内，两掌相绕旋转一圈，收回至脐部，左掌贴于脐之上部，右掌贴于脐之下部。

【关键动作与主要问题】

（1）初练两胳膊酸胀没有关系，尽量用周身内在的力量带动胳膊，因为单纯肌肉支撑的话长时间是会胀的。

（2）左右移步的时候，两脚可以交替在前后位置，比如左脚这个移步在身后，再移动就可以放在前面。初学者可随意做两脚前后位置。

4.2.11 第六部 浪里行舟漂海洋

【功名解释】

浪里：大海茫茫，大水漂荡，海浪一高一低。比喻身上的真气，飘飘荡荡，把身上脉络都拨动。

行舟：我们坐在小舟上，这个在你身上。心在下焦、中焦和上焦划动，收回中焦。

漂海洋：舟在海洋里面飘荡。心安安稳稳，我们身上的真气却如大海的海潮，忽上忽下，忽起忽落，有节奏，又有力量。

【功法指导】

第一式，自然站立，然后左脚向右前方迈一步，双手提起，胳膊略微弯曲，掌心向下，五指朝前，平行分开，置于腹前。

第二式，推舟式

双掌向下、向前、向上作弧形推去，身体也随之运动，至手到头顶时两臂伸直，左腿呈左弓步，右腿蹬直，右脚跟离地。

然后，双手沿原先推出的弧形回收至胸前，身体随之运动，左脚跟触底脚尖抬起，右脚踏地重心在右腿。

如此做多次。

第三式，摇橹式

当推舟推至前上方时，两手手腕交叉（右上左下），掌心向下。

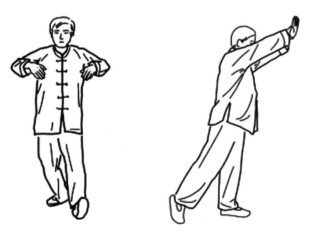

双手向下、向内、沿弧形收回至小腹部，双手仍交叉；同时，身体随之后移。

185

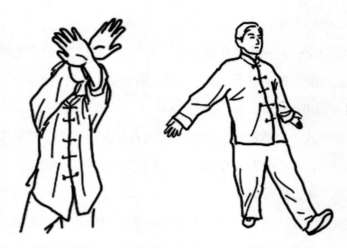

双手如划船一样自然划过胸前（不要双手从身体内部钻出来），在眼前处自然向两边分开，掌心向上，身体稍后仰。

双手向前推至双臂将要伸直时，两手左右分开，掌心向上，双手向下、向内弧线收回，在胸前的时候，身体后仰，左脚跟挨地，身体带动双手向后沿弧形收回至体侧，两臂伸直分开。

立即双手向前交叉，继续做摇橹动作，可多次反复。

上述动作需要一气呵成，不要停顿。

第四式，推舟式

可重复多次。

第五式，最后双手收回至小腹部，左脚收回，两手变横掌，掌心向内，上下转动一圈，收回，左手覆盖于脐之上，右手覆盖于脐之下。

第六式，伸右脚在前，重复上述第一式－第五式动作。

【关键动作与主要问题】

（1）推舟式注意两条胳膊类似划船，要在划到眼前的时候，自然分开。

（2）学会身体带动手臂完成动作，而且是一气呵成，不拖泥带水。

4.2.12 第七部 白鹤踏波定神思

【功名解释】

白鹤：鹤是长寿的象征。它总是一脚独立，一脚收起，勾头内视，闭目守神。本功模仿鹤的动作，两只手当作白鹤的头。

踏波：如同鹤在水里面前行。表示内部上下水火交换。

定神思：本功法模仿白鹤伫立的动作。一脚独立，本不容易站稳，但又要求你站稳。在这个过程中，自然而然地排除掉各种杂念，达到精神内守，清心定神，神归我身，自然寿如仙鹤。让神思常常守住，不外驰。神思外驰，元气就乱跑，身体就像没有人管。

【功法指导】

第一式，两手从腹前左右分开下垂至两腿腿侧，掌心向后。同时左腿屈膝，左脚尖点地。

第二式，两手上提至心窝、胸上，手心向上，双手沿左右肩胛骨转向脑后，两手背相靠（模仿白鹤的头），指尖向下。

以下两个动作同时做：

（1）双手从脑后向上经百会，胳膊直立，手心朝下，两手靠拢五指弯曲虚并拢，手指向前；

（2）左腿提起，右腿伸直，整个动作如白鹤独立。

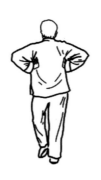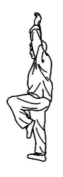

第三式，白鹤漫步。以下动作同时做：

（1）左脚向前慢慢踏步，脚后跟落地；

（2）同时，双手弯曲向前下探落，身体
应笔直。初学者身体可弯曲。

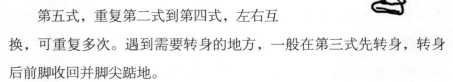

第四式，然后左脚踏地，右脚尖点地，
身体正直。

第五式，重复第二式到第四式，左右互
换，可重复多次。遇到需要转身的地方，一般在第三式先转身，转身
后前脚收回并脚尖踮地。

第六式，最后一次做第二式，脚不再向前而是向下回原位，双手
回到肚脐前，上下旋转一圈，覆于肚脐的上下。

【关键动作与主要问题】

第三式白鹤漫步，注意手像白鹤头，想自己如同白鹤一样。手、
足配合，同时向前，神思一定不要外散、专心做这个动作，支撑腿下
弯的时候注意平衡，应能够保持到动作做完。

4.2.13 第八部 鱼沉海底寿命长

【功名解释】

鱼沉：本部功仿照鱼自由自在，不费力气地慢慢上浮，一会儿又
慢悠悠地沉下的姿态，以意引气。双手如同鱼的鳍。内里面就像一股
气，往肚腹里面慢慢发射。古语沉鱼落雁是表示鱼沉水底非常自然，
你没有看见它就往下沉了。

海底：我们人身上有"四海"：泥丸是"渤海"；心窝（绛宫、中
丹田鸠尾穴）为"南海"；中间黄庭（肚脐和绛宫之间）是"黄海"；
下边气海（下丹田）为"北海"。人身上的四个"海"和人身上的气，

彼此都是相通的。本功法没有多大的动作，从"北海"慢慢上浮到"黄海"，从"黄海"慢慢上浮到"南海"海面，又以意领气慢慢下沉经"黄海"到"北海"海底。也就是沿中脉上下浮沉。神思始终在三个大海里头，上来，下去，最后沉于北海底。

寿命长：守此真气，则可以延年也。

【功法指导】

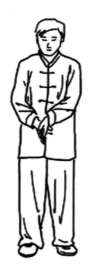

第一式，启动与鱼向上游。

两手交叉手腕相靠，左手在上右手在下，指尖向前，置于腹前。

两手掌（像鱼尾）左右摆动几下。

两手（像鱼两侧的鳍）向左右分开。全神贯注，目光内视（或微闭双眼）北海（位置：在肚脐下气海，即下丹田）海底，稍停。

然后，两手慢慢轻轻扇动，向上移动。意想有一条鱼，随双手的引导，从北海海底开始慢慢向上游动，游过黄海，稍停，继续游至南海。目光内守南海海面，停留时间略长。

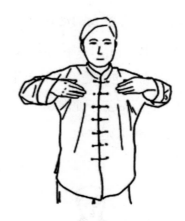

第二式，鱼向下沉

双手轻轻扇动，引导鱼从南海海面慢慢下沉，经黄海再慢慢下沉至北海，直至北海海底，目光内守北海海底，停留时间略长。

第三式，重复第一式和第二式，不计次数，动作越慢越轻越好。

第四式，当鱼沉至北海海底时，双腕交叉如鱼尾，左手在前右手在后，左右摆动几次。横掌掌心向内，上下转动几次，左手劳宫按黄海，右手劳宫按北海。

【关键动作与主要问题】

注意内视地方在变动，内守的时间不宜太长。

4.2.14 收功

两眼半睁眼看整个腹部处（凝视下丹田），想着气归下丹田。约1分钟即可。长寿功收功在下丹田。

这个按摩师在我们国家是第一个大夫，最高的。

按摩就跟用药一样，你看着哪处儿按着得适，就可以治他这个病。

——张至顺道长

第五章　米晶子按摩养生第四

按摩古已有之，它是中华养生必不可少的技法之一。2011 年张至顺道长在终南山自己清修处八卦顶首次给徒弟演示按摩方法，并特意交代弟子用摄像机把按摩手法记录下来，通过网络传给百姓学习，希望这样大家就可以少上医院，并对弟子说：这个手法看着简单，其实里面含着大道。你们要好好看，好好悟。并且你学会后要去传播给群众，可不要私藏。

笔者曾经自学了张至顺道长的按摩教学视频，但是一直感觉不得按摩要领，直到参加了 2016 年 12 月黄中宫的体道班，上了一节道爷弟子教的按摩课，才基本领会和掌握了按摩的要点。经过三年多按摩实践和教学，笔者深深感受到道爷无私的胸怀和智慧。本章主要是笔者学习张至顺道长按摩法及其弟子按摩法的心得体会，由于两个按摩方法在教学细节上有一些不同之处，所以根据笔者的按摩及教学实践，下面将两个按摩方法融合在一起介绍。不足之处，请各位功友指正。为方便描述，该按摩法称为"米晶子按摩法"。

5.1 米晶子按摩法的传承

张至顺道长的按摩师傅是武当山一个老道长，正宗的道家传承。

该按摩法以任督脉为主，兼顾全身经络和主要穴位，按摩者需要掌握呼吸与脉行的关系、针灸学（十四经）相关知识，按摩与针灸实施对象都是脉络。

5.2 米晶子按摩法的功效

熟练的按摩师采用米晶子按摩法可以帮助病人治病，一般比针灸和吃中药见效快。常见的病如感冒、肚子痛、胸前郁闷、头痛、肺炎、支气管炎、腰痛、吐血等都可以治疗，有些病的治疗同时患者还需要练八部金刚功。

笔者认为米晶子按摩法与八部金刚功功能类似，即你帮助患者实施一次米晶子按摩法，就相当于帮助患者练了一次水平较高的八部金刚功。这个看法的理由有两个，一个是在八卦顶的按摩教学视频中，按摩结束后道爷弟子问被按摩者"好舒服吧，有没有一股气往脚心走，热乎乎的"。这里脚心就是指涌泉穴。笔者在练习八部金刚功结束的时候，有时就感觉到一条热流从身体上面直下到脚底的涌泉穴，然后在涌泉穴处如同礼花一样散开，脚的这一片地方都会热起来。第二个理由是笔者和很多采用米晶子按摩法的功友都有这样的体会，初次按摩完后，患者都会非常困，哪怕按摩之前失眠了好几天的人都想立即去睡觉，睡眠效果还非常好，这和初练八部金刚功身体感觉困是一样的情况。

当然，米晶子按摩法博大精深，希望更多的功友在按摩实践中获得更多的心得体会。

5.3 米晶子按摩法操作说明

目前网上有一些张至顺道长的按摩教学视频和他弟子的按摩教学视频，二者在某些身体部位上的顺序和按法上有略微的差别。笔者下面介绍的米晶子按摩法是把这两种按摩教学方法结合起来，供大家参考。

整个按摩法分为按摩前准备、身体九个部位按摩、按摩结束共十一个部分。

5.3.1 按摩前准备

应在饭后至少30分钟以后再开始按摩，开始按摩前被按摩人要呼吸自然、不要憋气。被按摩人双手握固拳（拇指按掌内无名指根部，四指蜷过来握在拇指上），然后把手放在头两边、掌心朝上。

【实际操作】

（1）被按摩者：大拇指按住无名指根部，其余四指握住大拇指，然后手心朝上把手放在头两边。

（2）按摩者：心平气和，手温暖，自自然然呼吸。

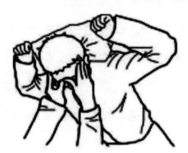

5.3.2 第一步脸部和头部（前）按摩

第一步主要按摩印堂、太阳穴，足太阳膀胱经及足少阳胆经头上穴位，手太阳小肠经及足阳明胃经上颌处穴位。

【实际操作】

（1）拇指在印堂，食指在太阳穴，四指顺次在脸颊两边，手指轻按。

（2）食指不动，拇指从印堂向头上方向推，划弧到太阳穴处，食指拇指相合在一起。

（3）然后食指抬起，再按下，拇指抬起，放回印堂。

（4）重复（2）。按摩时间在1-3分钟，力度轻柔。

（5）结束时拇指移向太阳穴，四指按下颌内，停约1-2分钟。

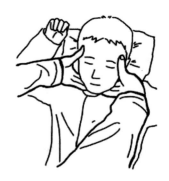

5.3.3 第二步任脉按摩

第二步是让气下行，主要按摩任脉及胸前足少阴肾经、足阳明胃经、手厥阴心包经、足太阴脾经足厥阴肝经足少阳胆经。按摩特点是两个拇指上下紧挨着按任脉（可不必考虑穴位），按住一个地方停留的时间最少三个呼吸，多者等五个呼吸，然后下面拇指不动，抬起上面手，再把该手拇指紧挨着按到另一个拇指的下面。双手的其他手指顺势按任脉两侧的各个脉络穴位，至于选什么穴位可以根据患者的情况来确定。在鸠尾穴处可以慢一点，因为气容易堵在这里，无法上下。

【实际操作】

（1）右拇指离开太阳穴按到天突穴，右手四指顺势按在锁骨内凹处。左手拇指按在右拇指下面，四指顺势按锁骨内凹处。时间约1-3分钟。

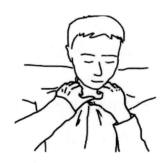

（2）然后左手不动，右手抬起，右大拇指紧挨着左大拇指下，其余四指自然按在侧旁胸部，可以用手指肚也可以用中节指骨抵按在身体上（后者更用力一些）。时间约1-3分钟。

（3）然后右手不动，左手抬起，左大拇指移到右大拇指下并紧挨着，其余四指或自然按在胸部。时间约1-3分钟。

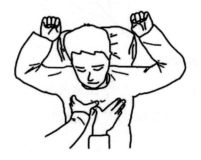

（4）这样左右手指交替着进行，一直到肚脐上为止，不按肚脐。

5.3.4 第三步胸腹部按摩

第三步通顺胸腹的气，主要是胸部、腹部的推、揉。一方面继续调理任脉，另一方面通过腹部外部的按揉达到调理内脏的目的。腹部按好了，能消除很多病症。不过由于胸腹部位是人身关键部位，需要轻柔用力，不要莽撞。

【实际操作】

（1）在肚脐两旁两寸处，用拇指肚按天枢穴，四指顺势按身体旁边，1-3分钟后，四指下移按下腹，1-3分钟。

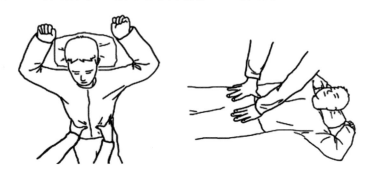

（2）右手掌放在肚脐腹部处，左手掌向下从天突穴贴身下推，至右手，双手掌相合，左手抽出回到天突穴处，右手放下，左手重复推多次；注意根据按摩者位置不同，也可以左手放在肚脐腹部处用右手来推。患者舒服可多重复操作。

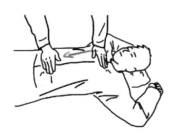
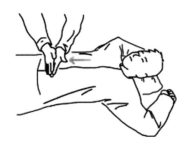

（3）双手拇指放在天突穴，四指顺放两边，然后拇指带动双手一起下推到腹部，在肚脐处沿腰画弧线推向腹部两边，然后双手再回到天突穴，重复多次。注意力度应适合，患者舒服可多重复操作。

5.3.5 第四步腿前部及脚部按摩

第四步继续让气顺腿下行，主要是腿部、脚部按摩，涉及足阳明胃经、足少阳胆经、足太阴脾经、足厥阴肝经及涌泉穴。

【实际操作】

（1）双手拇指按肚脐旁开 2 寸处天枢穴，四指向腿部方向按下，停留 1-3 分钟。然后拇指移向四指处，四指继续往腿下面按去。重复，一直到脚腕。每个地方停留时间 1-3 分钟即可。

（2）再顺着腿从腰处往脚下推，重复多次。

（3）最后按揉脚心涌泉穴，1-2 分钟。

5.3.6 第五步督脉按摩

第五步是督脉按摩，解决气上不去的问题。

【实际操作】

（1）让被按摩者平趴在床上，即脸朝下平躺，背部放松，保持与床平行的状态；按摩者立于正后方，双手除了拇指和食指外，保持半握拳状；双手食指弯曲，用其与拇指相邻的第二关节处侧面，轻轻抵靠在肚脐对应后背命门穴处，拇指与食指一同轻捏住皮肤，并慢慢往上垂直提起，用劲大了可以听到"嘎吱"声。

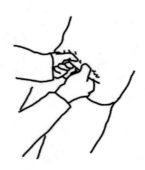

（2）双手互相交换，循序渐进地沿着脊椎督脉往上拿捏皮肤，直到脖颈后与肩膀平行的骨头突出部位大椎穴为止。然后双手揉大椎穴两边。

5.3.7 第六步后背部按摩

第六步继续帮助背部气上行。涉及督脉、足太阳膀胱经及大椎穴、命门、气海穴、环跳穴等。按摩手法包括按、拨、捶、推。

【实际操作】

（1）从命门穴开始顺着脊柱由上往下，双手往两边用力按、拨、揉皮肤、骨节，一直到环跳穴。命门穴、气海穴处两边多按。

（2）右手按命门穴处，左手掌内从大椎穴贴身下推，至右手，双手掌对，右手抬起再放下，左手回到大椎穴处，重复推多次；注意根据按摩者位置不同，也可以左手按命门穴处。此处与任脉按摩第2个操作类似。

（3）双手成拳头，顺着脊柱由下往上用小指侧手掌捶后背，捶的时候频率快、力度不重，可上下来回多遍。

5.3.8 第七步臀部及腿部（后）按摩

第七步按摩臀部和后腿，涉及足太阳膀胱经、足少阴肾经及环跳穴、委中穴等。

【实际操作】

（1）用食指中指指骨顶揉按环跳穴。

（2）然后双手变掌，沿着腿贴皮肤从上往下推，用力拨、按、推委中穴，最后双手贴皮肤推到脚部。

（3）整个人背后从上往下（大椎穴到脚）再用手捶一锤。

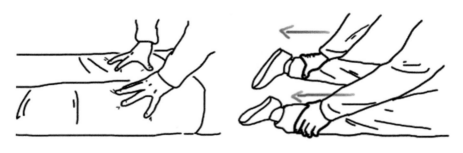

5.3.9 第八步头部（后）按摩

第八部按摩头部（后），涉及督脉、足太阳膀胱经、足少阳胆经及风府、风池、百会等穴位。此处用力应适度，对不会说话的小孩子不要按哑门穴。

【实际操作】

一手四指按头部，用大拇指按揉头后脑窝处，涉及风府穴、风池穴、百会穴。此处应温柔、缓慢加力（随时问被按摩人员）。如果感觉自己没有把握头部也可以不按。

5.3.10 第九步按摩胳膊和手

第九部按摩身体前部的胳膊和手，涉及手厥阴心包经、手少阴心经、手太阴肺经、手阳明大肠经、手少阳三焦经及曲泽穴、尺泽穴、内关穴、劳宫穴等。

【实际操作】

依次按揉手臂的曲泽穴、尺泽穴、内关穴，手的劳宫穴等。

5.3.11 按摩结束

【实际操作】

放松心情，喝点热茶，不要被风吹受凉了，30分钟内不要接触冷水或冷东西。

5.4 按摩注意事项

1. 按摩师应认真、仔细、全面、正确地诊断病情，排除各种禁忌证如：恶性肿瘤、急性炎症、各种传染病、皮肤病以及开放性损伤、妇女经期和妊娠期等不能按摩。

2.按摩手法

（1）应练习八部金刚功、长寿功、米晶子静功养生法，培养内功。

（2）主要用双手按摩，手指应时时用力，如病人受不了，可减轻用力，也可以用手指骨节按摩。

（3）按摩前应把手搓热，不能凉手去按摩。

（4）力度先轻，中重，后轻，方法操作分主次进行。由浅入深，循序渐进，强度由轻到重，关节活动幅度由小逐渐加大。

（5）在操作的过程中要集中精力，做到手随意动、功从手出，同时要随时注意患者对手法的反应，以便随时调整手法和力度。

（6）注意因按摩使自己手变形，应掌握使用身体的重量帮助手按摩的技巧。

3.按摩部位

（1）初学者按照要求按摩即可，穴位不一定要求非常准确。

（2）任脉和督脉、十二经路线应了解。

（3）应记录按摩的时候疼痛的部位，并对照经络图，研究可能产生的病症。

（4）脑部按摩需要注意力集中、力度合适。

4.按摩时间

（1）饭后30分钟可按摩。

（2）睡觉前30分钟应按摩完毕。

5.其他注意事项

（1）按摩后可以喝点温热水或茶水。

（2）自我按摩的时候，手法不一定完全按照给别人按摩的方式，怎么方便怎么按，实在按不到的不用按。

（3）操作者的双手要保持清洁、温暖，勤修指甲，不要损伤被按摩部位的皮肤。并要注意室温及被按摩部位的保暖。

（4）在按摩过程中和结束之后，患者应感到全身轻松舒适，原有症状改变。有时会有不同程度的疲劳感，这是常见反应。按摩后要注意适当休息，避免寒凉刺激，更不要再度损伤。

少吃荤，多吃素，月光底下勤散步。万缘齐放下，长寿如彭祖。

——张至顺道长

第六章 米晶子中药饮食养生第五

本章有两个内容：简介《米晶子济世良方》一书内容，分享张至顺道长有关饮食养生方面的论述。

6.1《米晶子济世良方》简介

《隋书·经籍志》："医方者，所以除疾疢保性命之术者也。"《汉书·艺文志》："调百药齐，和之所宜。"中药方是中医治法的体现，是根据中药"君臣佐使"配伍原则和"药味加减、药量加减、剂型更换"组方原则，通过丰富的临床实践，以若干中草药物配合组成的中药方。流传下来的中药方，大都是治愈病症行之有效的验方，有汤剂、丸剂、散剂、栓剂、软膏剂、酒剂、醋剂、灌肠剂、洗剂、浴剂、熏剂、滴耳剂、灌鼻剂、吹鼻剂等，几乎包括了除注射剂以外的所有传统剂型。明代朱橚组织编著《普济方》，载方 61739 首，为方书之最。

《米晶子济世良方》是张至顺道长在数十年习医过程中，记录摘抄所汇的古今验方偏方集成，他非常重视中药与饮食养生，他说："我那一本集中八十年的单方子《米晶子济世良方》，我希望一些道友们，只要你会看病的同学们，有这一本单方，就强似你三十年的学习。那你看不好的病，你朝这个单方里头找的，查出来，占百分之六十以上，他都能好","你有这一本《济世良方》,你把清末的王清仁《医林改错》,再买一本。你拿着这个单方,会气死名医。好多大夫和名医都看不好的病,人家老百姓拿一个单方,不值钱,平平淡淡就治好了。所以我提供的这些单方,有的来自山区的,也有佛家的,也有道家的。他们有单方都送给我,知道我看病不要钱"。

全书包含头面部、胸腹颈项部、全身部、内外妇儿、癫疯部、虫咬部等六部分处方,以及其他经典验方、单附单方、脉诊处方,验方达五百多个。目前已有人按照此书制作了一些保健品出售。注意本书适用于中医临床医生及有一定中医基础的爱好者参考使用,建议在中医生的指导下实施。

6.2 张至顺道长饮食养生明言摘录

(1)养生之道非常简单,这是因为道本来就是简单的,凡是复杂的就一定不是道。

(2)少吃荤,多吃素,月光底下勤散步(这是因为月光最养人)。万缘齐放下,长寿如彭祖。

建议多吃素,少吃或者不吃荤食。

月光养人,散步的时候人精神放松。

心中无事是长寿的秘诀之一。

(3)繁体字的"養"字拆开有"食",就是养生关键是日常的饮食养生,而不是依靠吃各种补品和药品来达到健身的目的。

(4)这水怎么喝啊?我讲书不当喝水。

张道长讲课都是拿水润润喉咙。水是阴形物质,不是喝得越多越好，正常饮食和瓜果里面含有人身体需要的水。笔者见到张至顺道长的弟子单独喝水也很少，爬山都不喝水，平时也少喝茶水。

（5）喝水小口，慢慢喝。

（6）不劳动就没饭吃，劳动不仅活动筋骨，还有助于食物的消化和吸收。

（7）张至顺道长吃完饭，总是用一块馍馍把碗擦得干干净净，一星半点也不可以浪费。

（8）"人要吃五谷养身体，那个神他也要吃东西"，他吃的东西是什么？张至顺道长回答："食其时，百骸理，动其机，万化安……"

（9）张至顺道长弟子说有人送了一根野山参给他，他喝了一口就给吐了。因为他认为身体不需要的东西是没有意义的。

（10）……饿了就吃松针，《神农本草经》里说松针是仙人粮，是道家服食辟谷长生成仙之仙药，百病皆愈。《本草纲目》也说松针能治百病，安五脏，生毛发，耐寒暑，耐风吹雨打，轻身益气，守中延年。所以，我在茅屋前后都种满了松树，每天都在松树下打坐静修，松树的清气对修行很有帮助。

（11）我们两个人一起走，你闻着忌口的人身上什么味道，那么忌口的人闻着这个不忌口的人身上什么味道。吃肉，有些杀猪宰牛，你到阴天下雨，站到他跟前看看，阴天下雨，那个腥气胃气最大。

（12）练功后不要喝凉水、吃凉东西。

家有五车书，不看等于无，有道不修等于没道；有砖、砖瓦、木头、水泥，啥呢都整理好了，你不修不盖的话，终究是一堆烂瓦。

十大名医没有师傅。我虽然有几个师傅，都是简单指点一下，主要靠自己苦学。

——张至顺道长

第七章　张至顺道家养生实践指南

对于大多数人来说，养生是个容易的事情也是件难事。说养生容易，因为每个人都有自己的生活方法和理论，说养生难，是因为自己一天到晚忙忙碌碌，社会上养生方法也是良莠不分，对于养生及其实践实际上也是不清不楚。笔者结合自己的实践经验，介绍应用张至顺道家养生方法的要点。

首先"把握好生命的这一站"介绍我们有缘知道张至顺道家养生法，这是我们生命中的一个重要事件，如何把握好这一站，让它成为你今后生命中重要的人生规划一部分？

其次介绍了道家治病的流程，供大家了解和参考。

最后是根据养生需求来提供道家养生参考处方。很多都是根据笔者帮助功友纠功得到的经验总结，这些功友包括退休人员、病患人员、父母亲朋、患先天性病的儿童、职业人员、农民、学生及需要提高养生水平的人，大家可根据自己情况选择实施。

7.1 把握好生命的这一站

毫无疑问生命科学是当今最复杂的学科，即便人类能取得登月、卫星上天、基因重组等现代自然科学的伟大成就，但是人类也许靠科学永远无法研究明白生命很多最基本的问题。我们幸运生长在有着道家长生久视养生传统的中华大地，而且有缘遇到那些传承着古老养生传统的长寿老人，他（她）们是我们生命科学的榜样。

每个人从孩子时代开始就身不由己进入了社会，在我们的生命过程中，我们学习社会的生存规则，按照社会的价值承担着自己的责任，我们都经历了生命的很多站，比如考学、工作、升迁，比如恋爱、结婚、生子，还有得病、灾祸、死亡等。每经历一站，我们身上就刻下一道生命的年轮。那么在我们有幸遇到张至顺道家养生的这一站，我们能得到哪些收获呢？

笔者认为在三个方面值得思考：一是热爱生命，二是爱惜身体，三是开始实践。

张至顺道长从修炼者角度介绍了生命诞生的起点和终点，揭示了生与死的秘密，尤其是天心、回光、元神、识神、逆行、静功等概念，让我们知道了自己生命的玄妙之处。我们会更加热爱生命，更好地开发自己的生命，勇敢地改变自己，为下一段生命历程做好充分的准备。

张至顺道长从修炼者角度介绍了身体的自然运行规律，特别指出了外求和内求的关系。我们以前在社会上都是在外求，只有身体不舒服了才会想起这个身体，去看病治疗这个身体，生命也就在精气神日积月累的消耗中走向死亡。现在我们知道了最好的药就是你自己，内求是长寿的最高法宝，也是我们爱惜身体的最好工具。

张至顺道长八十多年的道家养生实践也告诉我们生命是实践的科学，再好的方法自己不亲自试试，那也只是书本上的文字和传说。道家的东西都是走一步有一步的身体验证，每一个亲身实践的人都会有自己收获，比如你亲自练习静坐、八部金刚功、长寿功、按摩，参悟

《炁體源流》的文章，发掘出你生命中从未被开发的能量。同时，这些长寿老人经历的教训也会成为我们的借鉴。

生命是由很多站组成的，你过了这一站，后面还有很多站等着你。张至顺道长告诉我们：练功的次第是这样的，你首先要自己练功并得到收获，然后再教父母学功得到收获，然后才是教有缘的其他人。笔者八年来就是自自然然按照这个次第进行的，曾经写了两段话给每一个喜欢养生的功友：

一个是给历代养生大德大师的献词：

我命在我不在天，性命双修

你们传承着、实践着、发展着

为民族、为人类

奉献出生命之光

永远照耀着你们和人类前行的道路

为我们这些有缘的人竖起了一座座指路的灯塔

感恩你们

一个是给我们练功者自己的献词：

生命的科学古往今来

无论什么名词都是指的一个人体、天宇、有形的和无形的

今天我开始了自己的生命科学的旅程

开始一段崭新的人生

我要坚持我要传承实证那古老的一切。

这一站会成为你新生命的起点吗？相信未来的某个时间你就是偶尔想想张至顺道长的话，你都会有收获的。

7.2 道家养生治病基本方法

很多人想起采取道家方法是因为身体有病，并且这些病大部分都是各大医院无法治愈的。笔者曾经专门了解了在道观里面，张至顺道长给人看病的步骤和方法，供各位参考。

第一，病人到道观居住，远离以前的生活环境、工作环境等，在道观日出而作、日落而息。

第二，病人参加道观早晚课，包括念经、叩头等，如果身体不适应可慢慢来，在现场看着。

第三，每天早晚练八部金刚功、长寿功，金刚功每次每部功 9 遍，病重者一天可没事就练金刚功，以不累为限，也可以专门练一部或几部金刚功，每部功遍数可大于 9 遍，起式、收功、收功后动作必须做。如果因身体原因无法练功，也需要观看别人练功，同时默想自己手足身体也在跟着练功。

第四，按要求学习静坐、打坐，慢慢达到 1 小时以上，练功时间在早晨 3-5 点、中午 11 点 -1 点、晚上 8 点 30 分 -9 点 30 分或午夜之前，或其他时间，注意保暖不要让身体受凉。

第五，自我按摩，或请他人按摩或针灸。

第六，按时吃专门配制的中药。

第七，餐饮均为道观饮食，素食为主，五谷杂粮、时蔬瓜果等，饭量 7 分饱要控制体重。

第八，道长为他念经或做斋醮法事。

从上面道家治病方法可以看到，重在自医，有病之人必须专心治病，有了更好的身体后再到社会上工作。不允许治病的时候三心二意，社会上有些人住院把病房变成办公室，看着是不顾自己、工作努力，结果却可能治不好病，造成更大损失；有些人得了大病都做了手术了还不敢让单位里面人知道，仍然在原来工作环境里面超负荷工作，结果有些人疾病多次复发最后一命呜呼，非常可惜。你珍惜生命，生命才会把长寿给你。

7.3 道家养生处方及其应用原则

道家养生处方是指在对个体进行评估的基础上，制订的个体化养生方案。它和医院处方不同之处在于着重于通过自己调节生活、运动来满足养生需求，它和运动处方不同之处在于虽然也采用了功法、按摩等方法，但是更强调心法的指导作用，而不是在运动频率、强度、时间、类型、运动量和进度等方面下功夫。

参见"道家养生处方表"。

道家养生处方表

处方类型		处方内容	处方说明
修德处方	1	热爱祖国	热爱祖国，家庭和睦，热爱工作
	2	不打诳语	不说假话，不随便承诺
	3	孝顺父母	孝顺父母，珍爱家人
	4	吃亏是福	不争论，吃亏解事
	5	不要烦恼	不喜不悲
	6	知己行事	认清自己，及早养生
	7	坚定信心	热爱生活和人生，有信心改变命运
静功处方	1	作息规律	正确的作息时间
	2	工作	有一个养生的工作
	3	静坐	有空静坐，或坚持静坐
	4	读写经	念道家经典，抄写道家经典

处方类型		处方内容	处方说明
静功处方	5	良好的爱好	旅游、乐器、书法等爱好
	6	隐居闭关	有一段时间不问世事
导引处方	1	八部金刚功	练习八部金刚功
	2	长寿功	练习长寿功
	3	散步	自由地散步
	4	其他功法	太极拳、五禽戏、八段锦、易筋经、六字诀、瑜伽、治病导引等
按摩处方	1	米晶子按摩法	张至顺道长按摩方法
	2	经络穴位按摩	按照经络和穴位的按摩
	3	足底按摩	足底按摩、每天热水洗脚
饮食处方	1	饮食管理	食材类型、烹饪方法、饮食时间、营养学等
	2	体重管理	标准体重
	3	中药	看中医吃中药
	4	西药	看西医吃西药
测量处方	1	家庭身体测量	体温、体重、心率、血压、血糖
	2	环境测量	空气、水质、食物等测量
	3	中医检查	号脉、舌诊、阿是穴、气味
	4	西医检查	症状、全身物理检查、实验检查、心电图、放射、超声等
健身器处方	1	按摩器	帮助按摩的仪器
	2	健身器	帮助健身的仪器

道家养生处方的应用原则是：以我为主，安全第一，融入生活，不断学习。

（1）以我为主：道家养生采用的是综合的方法，而不是单个的方法；别人做的好，不代表你不付出努力就能够达到目标；身体的感觉是第一位的；每个人都是独特的，人和人都是不一样的，你在社会上工作的样子和你独处的时候也不一样；道家养生不排斥任何治病的方法，包括西医、中医。

（2）安全第一：任何方法都需要注意安全第一，保证练功人不出问题，在练功开始阶段、中间过程和练功后都需要时刻体会身体的变化，有点累就要调整，切不可鲁莽练功。

（3）融入生活：把练功融入生活，不要一天到晚想着练功，不要把练功看成是多么了不起的事情；自自然然练功，不因一次忘记练功而大惊失色、懊恼不已；练功了也不要总琢磨身体穴位经络的变化，身体有变化你记录下来就可以，因为身体的变化会随着功力变化而有所不同，有些变化甚至就出现一次。

（4）不断学习：练功徐徐渐进，不故步自封，认为只有我练的正确；对于每个练张至顺道长功法的功友都当作师兄弟，交流切磋；要学到老活到老，立足张至顺道长的养生方法，不断寻找其他适合自己的养生方法。

7.4 常见养生需求及养生处方

7.4.1 退休人员的养生处方

退休人员是指不再从事原来的工作、拥有一笔足够生活的退休费用的人，这里不包括那些又去做兼职工作、为孙子孙女下一代服务的人，因为他（她）们实际上还是没有自己自由支配的时间和精力。

自古至今老人养生都是一个重要的话题，随着我国老龄化社会的到来，老人养生对于个人、家庭、国家都有着重要的意义。不过退休人养生受益最多的还是自己，因为越是老人越体会到身体健康长寿的重要性，并且身体健康长寿不是金钱能够买来的。

老人的生理特点有以下几点：

（1）身体脏腑功能逐渐衰退，生理机能慢慢减弱。

（2）老年病比较多，慢性病比较多。

（3）有些人因生理机能衰退、生活工作环境的变化，导致出现一些精神、心理的问题。

退休人员道家养生处方建议表见下。

退休人员道家养生处方建议表

处方类型		处方内容	处方说明
修德处方	3	孝顺父母	孝顺父母，珍爱家人
	4	吃亏是福	不争论，吃亏解事
	6	知己行事	认清自己，及早养生
	7	坚定信心	热爱生活和人生，有信心改变命运
静功处方	1	作息规律	正确的作息时间
	3	静坐	有空静坐，或坚持静坐
	4	读写经	念道家经典，抄写道家经典
	6	隐居闭关	有一段时间不问世事
导引处方	1	八部金刚功	练习八部金刚功
	2	长寿功	练习长寿功
	3	散步	自由地散步
按摩处方	1	米晶子按摩法	张至顺道长按摩方法
	2	经络穴位按摩	按照经络和穴位的按摩
	3	足底按摩	足底按摩、每天热水洗脚
饮食处方	1	饮食管理	食材类型、烹饪方法、饮食时间、营养学等
	3	中药	看中医吃中药
	4	西药	看西医吃西药
测量处方	1	家庭身体测量	体温、体重、心率、血压、血糖
	2	环境测量	空气、水质、食物等测量
	3	中医检查	号脉、舌诊、阿是穴、气味
	4	西医检查	症状、全身物理检查、实验检查、心电图、放射、超声等

处方类型		处方内容	处方说明
健身器处方	1	按摩器	帮助按摩的仪器
	2	健身器	帮助健身的仪器

退休人员的道家养生要点：

（1）坚定信心。

后半辈子工作任务就是养生，学习当代和历史上的寿星的养生方法，他们能成功，我们即使达不到他们的水平起码也能够得到益处。

（2）身体安全至关重要。

一定不要随便去养生，吃保健品、练什么"秘传"功法。因为这些歪道养生会害了你，会缩短你的寿命。

（3）掌握练功方法。

不要担心功法太复杂，自己学不会，也不要盲目认为功法很简单；不要三天打鱼两天晒网。耐心，踏踏实实一部一部功法学习，学好一部再练下一部。

（4）修德是养生的关键。

要看开生活的种种问题，把过去一切不愉快彻底忘记，感恩过去一切人一切事，从今天重新开始人生。

7.4.2 病患人员的养生处方

很多人学习道家养生法是因为自身有病，而且医院又治不好、治不彻底、非常痛苦。

病患人员道家养生处方建议表参见下表。

病患人员道家养生处方建议表

处方类型		处方内容	处方说明
修德处方	1	热爱祖国	热爱祖国，家庭和睦，热爱工作
	3	孝顺父母	孝顺父母，珍爱家人
	5	不要烦恼	不喜不悲
	7	坚定信心	热爱生活和人生，有信心改变命运
静功处方	1	作息规律	正确的作息时间
	3	静坐	有空静坐，或坚持静坐
	6	隐居闭关	有一段时间不问世事
导引处方	1	八部金刚功	练习八部金刚功
	2	长寿功	练习长寿功
按摩处方	1	米晶子按摩法	张至顺道长按摩方法
	2	经络穴位按摩	按照经络和穴位的按摩
	3	足底按摩	足底按摩、每天热水洗脚
饮食处方	1	饮食管理	食材类型、烹饪方法、饮食时间、营养学等
	2	体重管理	标准体重
	3	中药	看中医吃中药
测量处方	1	家庭身体测量	体温、体重、心率、血压、血糖
	2	环境测量	空气、水质、食物等测量
	3	中医检查	号脉、舌诊、阿是穴、气味
	4	西医检查	症状、全身物理检查、实验检查、心电图、放射、超声等

病患人员道家养生要点：

（1）切记在实施道家养生方法的时候，不要立即中断医院治疗，因为你一开始病没有掌握自医的本领，需要有一个循序渐进的过程。

（2）应咨询主治医生，你能否做广播体操，如果能够做，则可以练动功（金刚功、长寿功），否则，不必马上全部做，根据身体条件做某几部；实在不能做的，也可以看张至顺道长练功视频，看的时候也想着自己跟着张道长的动作一起做，这个要求实际上非常高，要体会

217

身体内外的同步协调；也可以请人帮助自己做张至顺道长按摩法，每做一次按摩相当于帮你做了一次金刚功。

（3）根据身体的情况，注意禁忌动作不要做。练功的时候，每个动作尽力而为就行，切不可用力达到要求，结果反而对身体有不良影响。

（4）金刚功、长寿功第一部功对于治病效果较好。

（5）如果是职业人员得病，而且又是因为工作岗位的任务非常繁重而得病的，那么就一定要想办法调整工作岗位。尤其是一些处于领导岗位的功友，切记性命是第一位的，没有生命其他权力、财富都是过眼烟云。

7.4.3 帮助父母亲友的养生处方

很多功友都希望帮助父母亲朋练养生功法。这里有几个需要注意的地方：

第一，一定不要强迫对方练习。

因为每个人都是一个个体，你关系再好也不会保证对方完全听从你的要求，养生强迫不得，必须要对方亲自长期实践。

第二，练好我为榜样。

你自己要坚持养生，以身作则，你身体、精神的良性变化就是无言的榜样。

第三，功法练习的顺序。

首先学习八部金刚功，让对方切实感受功法给身体带来的变化，可以做一下体检结果的对比，坚定对方的信心，这个过程中不要有急躁心理，因为养生是一个长期自律的过程；

其次是全面梳理自己，尤其是对作息、饮食方面进行调整。

帮助父母亲朋的道家养生处方建议表见下。

帮助父母亲朋的道家养生处方建议表

处方类型		处方内容	处方说明
修德处方	5	不要烦恼	不喜不悲
	7	坚定信心	热爱生活和人生，有信心改变命运
静功处方	1	作息规律	正确的作息时间
	6	隐居闭关	有一段时间不问世事
导引处方	1	八部金刚功	练习八部金刚功
	2	长寿功	练习长寿功
按摩处方	1	米晶子按摩法	张至顺道长按摩方法
	3	足底按摩	足底按摩、每天热水洗脚
饮食处方	3	中药	看中医吃中药
测量处方	1	家庭身体测量	体温、体重、心率、血压、血糖
	2	环境测量	空气、水质、食物等测量
	3	中医检查	号脉、舌诊、阿是穴、气味
	4	西医检查	症状、全身物理检查、实验检查、心电图、放射、超声等

7.4.4 患有先天疾病的孩子养生处方

在纠功过程中也看到很多父母为有先天疾病的孩子求医。由于很多孩子不大，自己不好练功，所以需要家长多做一些事情。

第一，家长可以学习米晶子按摩法，帮助孩子按摩，每按一遍就等于帮助孩子练一遍八部金刚功。

第二，教会孩子练习八部金刚功，或者带着孩子练功。

第三，孩子饮食要跟上，孩子发育好了就有了与疾病对抗的本钱。

第四，继续求医问药，尤其是跟踪中医、道医、最新的西医进展。

下面是患有先天疾病孩子的道家养生处方建议表。

患有先天疾病孩子的道家养生处方建议表

处方类型		处方内容	处方说明
修德处方	7	坚定信心	热爱生活和人生，有信心改变命运
导引处方	1	八部金刚功	练习八部金刚功
按摩处方	1	米晶子按摩法	张至顺道长按摩方法
	2	经络穴位按摩	按照经络和穴位的按摩
	3	足底按摩	足底按摩、每天热水洗脚
饮食处方	1	饮食管理	食材类型、烹饪方法、饮食时间、营养学等
	3	中药	看中医吃中药
	4	西药	看西医吃西药

7.4.5 职业人员的养生处方

张至顺道长讲过：你现在年轻气力足，但是千万要省着不要消散完了。职业人员都是承担社会的责任、实现自己价值，为自己、家庭、国家创造财富和价值。

职业人员的特点是：

（1）处于亚健康状态的比较多；

（2）自己可支配时间少，职业工作占去大量时间。

（3）工作上有时候承担了任务、项目，会牵涉精神、耗费精力。

（4）职业工作中的运动不能替代养生的健身锻炼，甚至由于工作姿势固定、单一、紧张，或者耗费眼睛视力、脑力、久站、夜班等，反而对身体并没有好处。

（5）工作环境包括空气质量、身体安全性等也是非常重要的。

（6）职业人员的饮食管理也是非常重要，比如食堂、宴会、出差随意就餐等，都需要认真安排。

（7）有一些工种如军人、屠宰、医学试验、枪毙犯人等会涉及与其他生命的关系，要作为职业处理好。

参见职业人员道家养生处方建议表。

职业人员道家养生处方建议表

处方类型		处方内容	处方说明
修德处方	1	热爱祖国	热爱祖国，家庭和睦，热爱工作
	2	不打诳语	不说假话，不随便承诺
	4	吃亏是福	不争论，吃亏解事
	5	不要烦恼	不喜不悲
	7	坚定信心	热爱生活和人生，有信心改变命运
静功处方	1	作息规律	正确的作息时间
	3	静坐	有空静坐，或坚持静坐
	4	读写经	念道家经典，抄写道家经典
	5	良好的爱好	旅游、乐器、书法等爱好
导引处方	1	八部金刚功	练习八部金刚功
	2	长寿功	练习长寿功
	3	散步	自由地散步
	4	其他功法	太极拳、五禽戏、八段锦、易筋经、六字诀、瑜伽、治病导引等
按摩处方	1	米晶子按摩法	张至顺道长按摩方法
	2	经络穴位按摩	按照经络和穴位的按摩
	3	足底按摩	足底按摩、每天热水洗脚
饮食处方	1	饮食管理	食材类型、烹饪方法、饮食时间、营养学等
	2	体重管理	标准体重
测量处方	1	家庭身体测量	体温、体重、心率、血压、血糖
	2	环境测量	空气、水质、食物等测量
健身器处方	1	按摩器	帮助按摩的仪器
	2	健身器	帮助健身的仪器

职业人员道家养生要点：

（1）树立现在应该开始养生的理念，在繁忙的工作之余，要安排时间学习道家养生处方的内容。

（2）合理安排自己的时间，坚持练功。可根据时间安排练功，练功前一定不要有急迫练完的心态，有十分钟时间就练十分钟的，起式、收功必不可少，如果时间紧张，可以不必练习八部功，可以选择其中几部功来练习。

（3）在公司外、会议室外等地都可以抽时间练功，如果自己有办公室，也可以练功，注意不要被敲门、电话声所打扰。

（4）通过学习道家养生处方，合理调整自己以前做的不正确的地方，比如作息、饮食、修德等方面。如果确实一下子改变不了，可以慢慢创造条件改正。

（5）如果职业人员因岗位原因而得病，建议一定要想办法调整一下工作岗位，不要为工作而丢了性命。

7.4.6 农民的养生处方

在纠功实践中也遇到很多农民功友，他们也迫切希望得到养生的指导。

农民养生需求的特点如下：

（1）由于医疗条件、经济条件的限制，很多农民得病后不去治病，靠自己抗，也不改变自己的生活、工作环境，结果时间长了小病变成大病、简单病变成复杂病。

（2）虽然农民劳动比较多，一定程度上能够锻炼身体，但是如果劳动强度大，对身体也是不好的，而且农民劳作的时候安全防护也做的不够。

（3）农民居住环境有的比较艰苦，比如没有暖气，身体受凉，有的地方受到环境污染，这些对身体都有影响。

（4）农村饮食以当地风俗为主，种类比较单调，肉类比较多，而且没有饮食管理的概念。

（5）农村缺乏养生的理念和传承，都是听天由命。

实际上农民养生有着很多有利的条件，很好地利用这些条件有助于养生，农民道家养生处方建议表见下。

农民道家养生处方建议表

处方类型		处方内容	处方说明
修德处方	1	热爱祖国	热爱祖国，家庭和睦，热爱工作
	3	孝顺父母	孝顺父母，珍爱家人
	6	知己行事	认清自己，及早养生
	7	坚定信心	热爱生活和人生，有信心改变命运
静功处方	1	作息规律	正确的作息时间
	2	工作	有一个养生的工作
	3	静坐	有空静坐，或坚持静坐
	4	读写经	念道家经典，抄写道家经典
	5	良好的爱好	旅游、乐器、书法等爱好
导引处方	1	八部金刚功	练习八部金刚功
	2	长寿功	练习长寿功
	3	散步	自由地散步
按摩处方	1	米晶子按摩法	张至顺道长按摩方法
	2	经络穴位按摩	按照经络和穴位的按摩
	3	足底按摩	足底按摩、每天热水洗脚
饮食处方	1	饮食管理	食材类型、烹饪方法、饮食时间、营养学等
	3	中药	看中医吃中药
	4	西药	看西医吃西药
测量处方	1	家庭身体测量	体温、体重、心率、血压、血糖
	2	环境测量	空气、水质、食物等测量
	3	中医检查	号脉、舌诊、阿是穴、气味

农民的道家养生要点如下：

（1）首先认真练习八部金刚功，可以在田间休息时候练习。

（2）合理安排作息、饮食管理，引入农用机械设备减轻农作劳动强度，增加农作的个人安全装备配置，降低环境对身体的影响。

（3）调节好心理，正确处理收入与自然、人事的关系。

（4）坚定信念，认真学习养生知识，充分利用自己的有利条件养生。

（5）号召家庭及亲朋好友参与学习养生、实施养生，形成一个养生的积极氛围。

7.4.7 学生的养生处方

当前大中学生学业负担比较大，未来就业压力比较重，这些也影响了他们身心的健康。学生时期，是人生最美好的时期，也是身体逐渐发育成熟、学习能力得到培养、向未来独立生活过渡的时期。这个阶段如果学生同时学会了养生的本事，则不仅随后的一辈子时间都可以享用养生带来的好处，而且也将提高学生未来在社会上的竞争能力。

学生道家养生处方建议见下。

学生道家养生处方建议表

处方类型		处方内容	处方说明
修德处方	1	热爱祖国	热爱祖国，家庭和睦，热爱工作
	2	不打诳语	不说假话，不随便承诺
	3	孝顺父母	孝顺父母，珍爱家人
	6	知己行事	认清自己，及早养生
	7	坚定信心	热爱生活和人生，有信心改变命运
静功处方	1	作息规律	正确的作息时间
	3	静坐	有空静坐，或坚持静坐
导引处方	1	八部金刚功	练习八部金刚功
	2	长寿功	练习长寿功
	4	其他功法	太极拳、五禽戏、八段锦、易筋经、六字诀、瑜伽、治病导引等
按摩处方	1	米晶子按摩法	学习张至顺道长按摩方法
	2	经络穴位按摩	按照经络和穴位的按摩
	3	足底按摩	足底按摩、每天热水洗脚
饮食处方	1	饮食管理	食材类型、烹饪方法、饮食时间、营养学等
	3	中药	看中医吃中药
	4	西药	看西医吃西药

续表

处方类型		处方内容	处方说明
测量处方	1	家庭身体测量	体温、体重、心率、血压、血糖
	3	中医检查	号脉、舌诊、阿是穴、气味
	4	西医检查	症状、全身物理检查、实验检查、心电图、放射、超声等

学生的道家养生要点如下：

（1）首先树立养生是贯穿人一辈子的事情的思想，即养生不是老人的专利，任何时候如果有违背养生原则的事情，一定要及时补救。

（2）把养生当作自己一门不计学分的必修课，安排时间来学习、做养生功课作业、自己来考核自己，最好这个阶段把各类养生功法都学会，打下基础，因为以后会用得着。

（3）保持年轻人的积极向上的朝气，对明天充满信心。

（4）无论遇到什么问题，都不要自暴自弃，都坚信一定有解决的方法。

（5）认真理解修德法，并且自己认真去做。

7.4.8 需要提高养生水平者的养生处方

我们也常常遇到一些自己已经开始进行养生活动一段时间的朋友，他们也觉得应该提高自己的养生水平。

建议的道家处方表就是"道家养生处方内容表"，一定按照道家处方全面实施，而不仅仅是选用道家功法。

需要提高养生水平者的道家养生要点：

（1）首先树立正确的养生观，不要去比较各种养生功法，不要有这个好、那个差的思想，本身攀比就是一种不正确的思想。你遇到的养生功法如果确实是中华养生功法之一，这是你的缘分，一定珍惜缘分，去认真练习争取练出功夫来。

（2）需要正确评估自己现在的养生功法、养生理论。因为如果练错误的养生功法、接受错误的养生理论，不仅达不到养生的目的，反而会对自己健康不利。

（3）如果已经练习养生功法，一定确认这个功法的传承是否属于中华传统养生功法之一，当代是否有人通过这些养生功法达到长寿的效果，你自己通过这些功法的长期锻炼，是否达到身体健康、智慧提高的目的。

（4）其他养生功法和道家养生功法可以同时练习，一般两个功法间隔5-10分钟，保证自己心平气和以后再练习下一个功法。

（5）建议经常纠功，可以采用照镜子、比对练功视频、请人纠功等方法，最有效的方法就是面对面纠功。

自医·医人——后记

（唐）纯阳吕祖师（即吕洞宾）著作《医道还元》序中写道："自医又复医人，医医不已，达道堪传妙道，道道皆通。"古代道人讲求功行双全，自己修炼的各类养生方术统称为"功"，自己行善积德称为行，"功"需要在远离尘世的地方炼，故道人需要会自医；"行"则需要在世间施予，因为道人无法提供世人需要的钱粮房车之类，唯有医人救人治病以积累功德。功行圆满则道人才被称为修道有成。

张至顺道长以百岁高龄成就"功行圆满"，本书中介绍的米晶子炁軆养生法非常适合每个人学习，你学会了就可以自救、自医。当然任何时候我们都不要拒绝西医和中医，它们都可以从外部帮助你养生。不过归根到底还是你自己本身内部要有自医的本领。至于未来你是否能够医人，那就要看每个人的缘分了。

我是理工科出身，从小喜欢中华传统文化，2012年6月有缘学会金刚长寿功以后，坚持不懈,8年来全面学习和实践张道长的养生传承，我自己不仅从练功中得到了身心意想不到的变化，而且通过教我母亲及亲朋好友练功，帮助功友纠功，切实感受到道家养生的神奇之处，也同时为我打开了中华传统养生智慧宝藏的大门，一方面我广泛搜集当代长寿之星的养生方法，另一方面将它们与中华传统养生方法相互印证，最后对确实是传承下来的养生法，自己亲身实践、开展科学研究，并对于行之有效的方法再总结、推广。

在黄中宫学习期间，我就立愿为张至顺道长写传记，但由于自己修炼水平很低，恐怕难以写清楚张道长的修行大道，故决定先根据所搜集的公开的资料以及自己的修行体会来介绍张至顺道长，以后随缘完成张道长传记。作为丹道实修家和高道，张至顺道长拥有高尚的智慧和渊博实修的知识，他的讲课身炼实证、引经据典、环环相扣，信息量非常大，几乎达到难增一字和难减一字的地步，也几乎覆盖了中华传统文化的各个领域，所以编写这本书的过程也是我再学习、再提高、再开悟的过程。

此书出版众缘巧合，在此感谢王彤江博士、画家薛海涛先生、无名道友、一明功友、企业家朱锴先生及坚持练张至顺道长功法的功友们，在大家的帮助下此书有缘出版。

无论社会如何进步和发展，人类养生都是永恒不变的话题。张至顺道长是众多中华养生智慧传承人中的一位，希望每个有缘的人都能成为传承者，也希望本书帮助大众开启张至顺道长道家养生智慧宝库的大门。由于本人还属于中华养生领域的初学者，养生实践经验和理论知识都还不足，此书尚有很多不完善的地方，期望更多同道朋友批评指正，待后续补订。

金莲田

2020 年 6 月于北京玉泉路田村

参考文献

[1]《中华道藏》，张继禹主编，华夏出版社，2015 年 1 月。

[2]《炁軆源流》，米晶子编著，深圳报业集团出版社，2012 年 12 月。

[3]《八部金刚功》，米晶子，深圳报业集团出版社，2013 年 11 月。

[4]《金刚长寿功》，张至顺（米晶子），湖南省人民警察学院编印，1998 年 8 月。

[5]《米晶子济世良方》，米晶子编著，深圳报业集团出版社，2013 年 11 月。

[6]《张至顺真人选集》（内部资料），张至顺道长研习会，2019 年 5 月。

[7]《医道还元》，（唐）吕洞宾，中医古籍出版社，2019 年 1 月。

[8]《中国科学技术史》第五卷，（英）李约瑟，科学出版社，2011 年 5 月。

[9]《我与李约瑟》，何丙郁，三联出版社，1985 年 1 月。

[10]《气功疗法实践》，刘贵珍，河北人民出版社，1982 年 6 月。

[11]《朱氏家谱》，河南新郑郭店朱庄，2018 年 8 月。

[12]《道教医学》，盖建民，宗教文化出版社，2001 年 4 月。

[13]《中药养生基本功》，翟华强，赖南沙，王燕平主编，人民卫生出版社，2016 年 10 月。

[14]《丹道养生功》，李锡堃，北京出版社，1992 年 4 月。

[15]《道教性命学概论》，丁常春，社会科学文献出版社，2013 年 12 月。

[16]《健康管理师基础知识》，王陇德主编，人民卫生出版社，2019 年 1 月。

[17]《中医导引学》，严蔚冰主编，中国中医药出版社，2017 年 8 月。

[18]《养生祛病秘法》，朱鹤亭，中医古籍出版社，1994 年 2 月。

[19]《南怀瑾选集》，南怀瑾，复旦大学出版社，2008 年 8 月。

[20]《真气运行法》，李少波，甘肃人民出版社，1980 年 6 月。

[21]《武当丹道修炼》，陈禾源，社会科学文献出版社，2017 年 3 月。

[22]《道学觅元》，震阳子，大连出版社，1994 年 8 月。

[23]《中医气功学》，刘天君主编，中国中医药出版社，2010 年 1 月。

[24]《针灸学》，王华主编，中国中医药出版社，2013 年 1 月。

[25]《张家山汉简〈引书〉研究》，高大伦，巴蜀书社，1995 年 5 月。

[26]《从头到脚说健康 2——健身气功与养生之道》，曲黎敏，四川科学技术出版社，2019 年 4 月。

[27]《丹道法诀十二讲》，胡孚琛，社会科学文献出版社，2009 年 9 月。

[28]《丹道仙术入门》，胡孚琛，社会科学文献出版社，2016 年 10 月。

[29]《道教与人生——2010 广东道教文化节研讨会论文集》，广东人民出版社，2011 年 12 月。

[30]《中华古导引学》，林中鹏，（日）早岛妙听，北京体育大学出版社，2014 年 10 月。

[31]《内丹养生功法指要》，王沫，东方出版社，2011 年 1 月。

[32]《钟吕丹道修炼入门》，王力平，兰州大学出版社，2016 年 6 月。

[33]《太极拳练什么》，陈太平，新世界出版社，2012 年 2 月。

[34]《中医四大名著》，民主与建设出版社，2015 年 1 月。

[35]《西游记》，（明）罗贯中，黑龙江美术出版社，2017 年 12 月。

[36]《希波克拉底文集》，（古希腊）希波克拉底，2007 年 7 月。

[37]《瑜伽之光》，（印度）B.K.S艾扬格，译者：王晋燕，当代中国出版社，2017 年 10 月。

[38]《帕坦伽利瑜伽经之光》，（印度）B.K.S艾扬格，译者：王东旭，朱彩红，海南出版社有限公司，2016 年 10 月。

[39]《中国传统健身术》，阎海，马凤阁，人民体育出版社，1990 年 9 月。

[40]《新译坐忘论》，张松辉，三民出版社，2005 年 3 月。

[41]《记海南玉蟾宫住持张至顺道长》，于国庆，网络，2010 年。

[42]《张至顺道长口述》，宴礼中，网络，2010 年。

[43]《颠倒之术》，梅自强，人民体育出版社，1993 年 6 月。

本书配有能够帮助您
提高阅读效率的线上服务

建 议 配 合 二 维 码 一 起 使 用 本 书

扫码后，您可以获得
以下线上服务

01
本书立享服务

★本书配套功法演练视频
★本书话题交流群

02
每周专享服务

★及时获取养生类热门资讯
★养生类主题好书推荐

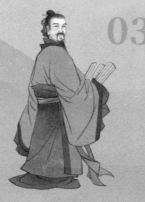

03
长期尊享权益

★推荐同城/省会/邻近直辖市
优质线下活动